頻尿

昼も夜も安心！ 尿意をコントロール！

尿もれ

泌尿器科の名医が教える

最高の治し方大全

文響社

はじめに

「最近、トイレが近くて困る」「尿意を我慢できず、尿もれして落ち込んだ」……。今この本をお読みのみなさんの中には、こうした経験をお持ちの方が多いのではないでしょうか。デリケートな事象だけに「なぜ自分だけが……」などと誰にも相談できず、深刻に悩んでいる人もいらっしゃることでしょう。

でも実際には、悩んでいるのはあなただけではありません。今や日本人の40歳以上の3人に1人は尿トラブルに悩んだ経験があるとされています。何を隠そう、泌《ひ》尿器《にょうき》科医である私自身も、50歳を過ぎたころから頻尿を実感することが増えました。頻尿や尿もれは、中高年なら誰にも起こりうる可能性があります。

頻尿や尿もれが問題なのは、それで命を落とすことはないものの、ＱＯＬ（生活の質）を著しく落としてしまう点にあります。

尿トラブルがあるせいで、映画館で長く座っていられない、車の渋滞がつらい、友達と旅行に行けないなど、人生の楽しみが奪われてしまうのです。悪化して、外出すらままならずに自宅に引き込もってしまう人もいます。

　この本を手に取ってくださったみなさんは、頻尿や尿もれが起こったら、恥ずかしがらずに必ず病院へ行き、医師に相談してください。幸い、最近では効果的な新薬も複数登場していますし、体への負担が少ない日帰り手術などもあるので、医師のもとで自分のライフスタイルに合った治療法が見つかるはずです。また、水分補給や食事のとり方、筋肉トレーニングをはじめとする簡単なセルフケアで、症状を改善に導くこともできます。

　本書は、頻尿と尿もれについてみなさんが感じているであろう疑問や不安に、専門医がわかりやすく回答するように努めました。もちろん、今すぐできるセルフケアについてもくわしく解説しています。ぜひ参考にしていただき、頻尿や尿もれへの知識が深まり、みなさんの悩み解消の糸口になればこれ以上にうれしいことはありません。

　この本を手に取られた方が、一日でも早く悩みから解放されることを心から願っています。


日本大学医学部泌尿器科学系主任教授　髙橋　悟

解説者紹介 ※掲載順

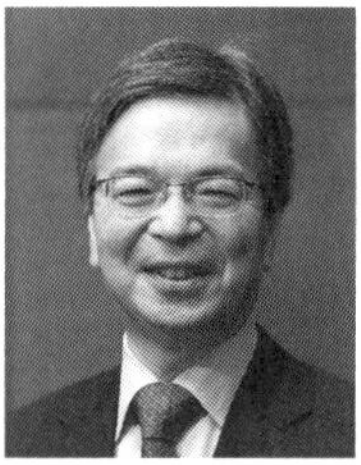

日本大学
医学部泌尿器科学系主任教授

髙《たか》橋《はし》　悟《さとる》先生

群馬大学医学部卒業後、東京大学医学部附属病院、国家公務員共済組合連合会虎の門病院などを経て、2005 年より現職。泌尿器科疾患の診療ならびに研究のトップランナーとして知られ、「外来はエンターテイメントだ！」の精神を重要視し、患者さんに「受診してよかった」と感じてもらえる診療を実践している。日本泌尿器科学会常任理事、日本排尿機能学会副理事長、日本老年泌尿器科学会副理事長、日本女性骨盤底医学会など所属学会多数。

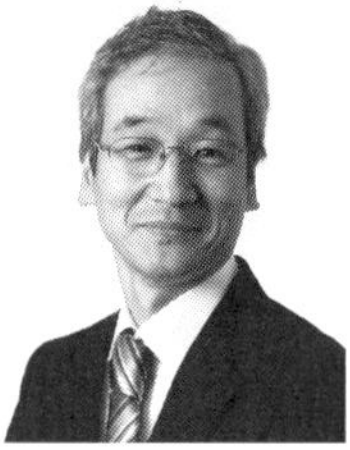

日本医科大学大学院医学研究科
男性生殖器・泌尿器科学教授

近《こん》藤《どう》幸《ゆき》尋《ひろ》先生

日本医科大学卒業後、1992 年米国ピッツバーグ大学医学部薬理学教室リサーチアソシエイトなどを経て現職。泌尿器科疾患のスペシャリストとして知られており、「患者さんといっしょに考える過程」を大切にする治療法を実践し、日本全国から患者さんが訪れている。日本泌尿器科学会代議員、日本老年泌尿器科学会評議員、日本泌尿器内視鏡学会専門医など所属学会も多数。

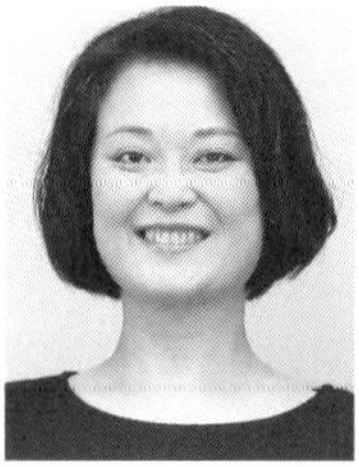

日本医科大学付属病院
泌尿器科助教

戸《と》山《やま》友《ゆ》香《か》先生

日本医科大学卒業。専門は、尿失禁と骨盤臓器脱。治療のさいにきめ細やかなアドバイスを実践しており、患者さんの行動や生活習慣を変えることでQOL（生活の質）の最大化を追求している。東洋医学にも造詣が深く、多角的な治療が評判になっている。日本泌尿器科学会、日本排尿機能学会などに所属。

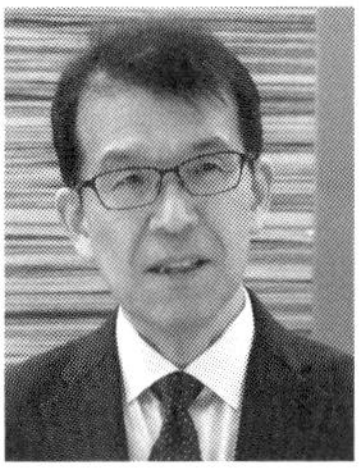

福井大学
医学部泌尿器科学講座教授

横《よこ》山《やま》　修《おさむ》先生

金沢大学医学部大学院医学研究科を卒業後、藤田記念病院、公立加賀中央病院、米国ピッツバーグ大学を経て、2003年より現職。専門は泌尿器科学、特に前立腺疾患。恥ずかしさから治療をあきらめている人が、1人でも多く治療を受けてよくなってほしいと積極的に情報を発信している。日本泌尿器科学会、日本排尿機能学会理事、日本女性骨盤底医学会、日本性機能学会、日本 Men's Health 医学会など所属学会多数。

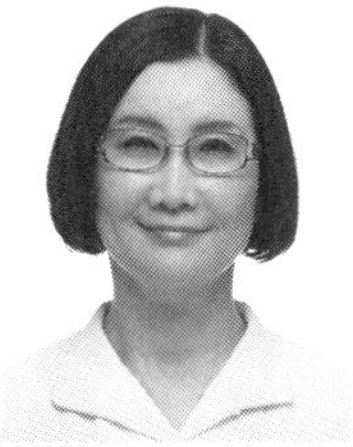

女性医療クリニックLUNAグループ理事長
横浜市立大学大学院医学部泌尿器病態学講座客員教授

関《せき》口《ぐち》由《ゆ》紀《き》先生

山形大学医学部卒業、横浜市立大学大学院医学部修了。2005年に開業し、女性医療のトップランナーとして全国的な知名度を誇り、患者さんが殺到している。世界標準の女性医療をめざし、治療の傍ら、ブログや YouTube、雑誌や書籍、テレビなどさまざまなメディアを通じて患者さんに有益な情報を発信しつづけている。日本泌尿器科学会、日本排尿機能学会代議員、日本性機能学会理事など所属学会多数。

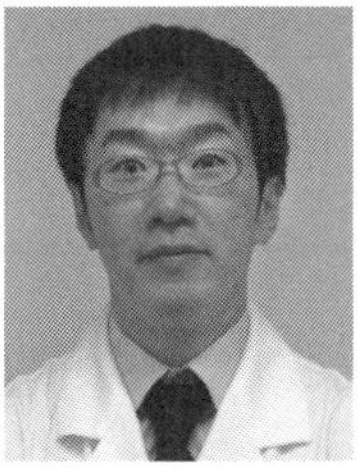

信州大学
医学部泌尿器科学教室講師

皆《みな》川《がわ》倫《とも》範《のり》先生

信州大学医学部卒業。信州大学大学院修了後に、ベルギーに渡ってアントワープ大学で学位を取得し、2015年から現職。治療に加えて、患者さんが自分でできることについても熱心に研究しており、患者さんからの信頼が厚い。日本泌尿器科学会、日本排尿機能学会、日本泌尿器内視鏡学会、日本内視鏡外科学会、日本がん治療学会など所属学会多数。メディアにも多数出演し情報を積極的に発信している。

目次

第2章 頻尿・尿もれの症状・原因についての疑問34 …… 27

第3章 検査・診察・診断についての疑問17 …… 75

第6章 夜間頻尿と夜尿症についての疑問12

第 1 章

尿トラブルの悩み、私だけ?
現状を知る疑問10

Q1 頻尿や尿もれは単なる老化現象？それとも病気ですか？

頻繁にトイレに行きたくなる「頻尿」や、ふとしたはずみに尿がもれてしまう「尿もれ」は、れっきとした病気の一つです。老化の一種と考えている人もいますが、老眼のような単なる老化現象ではありません。

ただし、年齢を重ねれば多くの人が経験するものでもあります。それは運動不足や加齢による筋肉の衰え、膀胱炎《ぼうこうえん》（Q40・Q41を参照）や前立腺肥大《ぜんりつせん》（Q33を参照）の発症など、尿トラブルに結びつくリスクが年齢とともに大きくなるからです。

ひと口に頻尿や尿もれといっても、さまざまなタイプがあり、我慢できない急な尿意や重い物を持ったときの少量の尿もれ、中高年の男性なら思い当たる排尿後のチョイもれ、さらには、就寝後に何度もトイレに起きる夜間頻尿などは、実に多くの人が悩まされています。

いずれの場合も症状に合わせた治療を行うことで、十分に改善できるものばかりです。頻尿・尿もれを防ぐ水分摂取法や運動法など、自分で今すぐできるセルフケアも

昼間頻尿と夜間頻尿で悩む人が特に多い

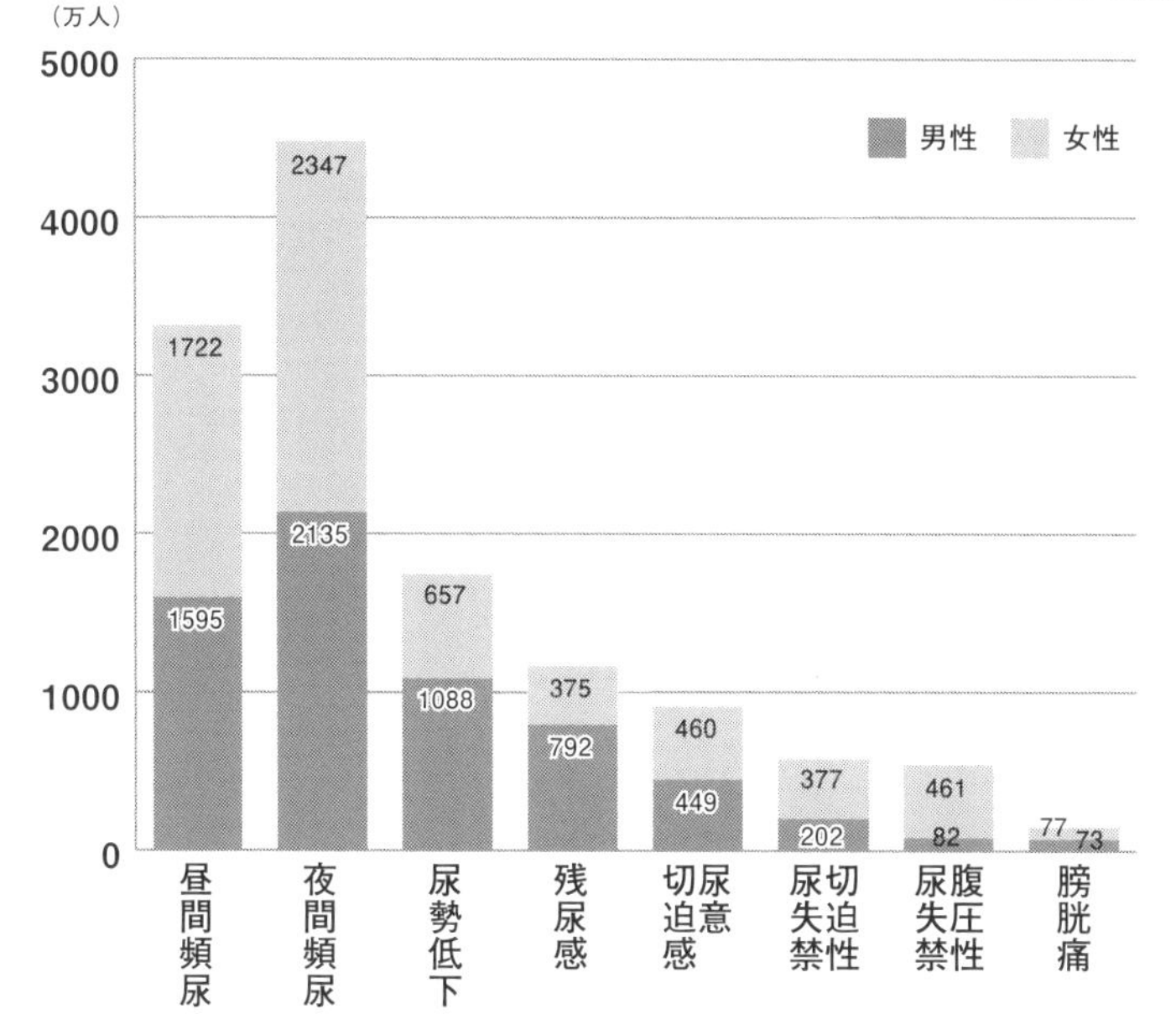

昼間頻尿：1日8回以上　夜間頻尿：就寝後1回以上　その他：週1回以上

出典：排尿に関する疫学的研究（2002:日本排尿機能学会）を改変

たくさんあります。セルフケアだけで症状が改善される人も少なくありません。「中高年だから」とあきらめたり、「医師に診《み》てもらうのは恥ずかしい」などと考えたりせず、早めに受診されることをおすすめします。我慢していて、いつか治る病気ではありません。そればかりか確実にＱＯＬ（生活の質）は下がりつづけて、悩みはますます大きくなります。早めの対処が肝心です。

（高橋　悟）

Q2 頻尿と尿もれは違う病気？ 対策も違いますか？

頻尿と尿もれは違う病気です。とはいえ、それぞれの原因が絡み合い、深いかかわりを持っています。頻尿の重大な原因である過活動膀胱《ぼうこう》（Q28を参照）が、切迫性尿失禁（Q14を参照）の要因になっていることなどもその一例です。さらに、腹圧性尿失禁（Q12を参照）は、尿道括約筋《かつやく》（Q26を参照）や骨盤底筋（Q20を参照）の機能低下で起こりますが、これらは過活動膀胱の発症とかかわりがあります。

また、よく見られるのが腹圧性尿失禁のある人が「尿をもらさないように」と心配するあまり、頻尿になるケースです。通常は膀胱に約150～200ミリリットル《ミリリットル》の尿がたまると尿意を感じ、300ミリリットル《ミリリットル》ほどたまるとトイレに行きたくなります。ところが、尿もれしないように早めにトイレに行く癖《くせ》がつくと、膀胱が小さくなったり過敏になったりして、尿をためにくくなるのです。こうした点からも頻尿と尿もれがいかに関連性の高いものか、おわかりいただけると思います。

このように頻尿と尿もれはとても密接な関係にあるので、その対策もおおむね同じようなものになります。

（高橋　悟）

Q3 頻尿や尿もれを放置するとどうなる？治せますか？

頻尿・尿もれの多くは、放置すると徐々に悪化します。そして頻尿・尿もれ以外の別の問題が起こります。例えば、外出をためらったり、人と会うのを控えたり、さらには映画館で映画を観られなくなったり、行列に並べなくなったりするなど、無意識のうちにQOL（生活の質）が落ちてしまい、人生が味気ないものになるのです。**頻尿・尿もれは、今すぐに始められるセルフケアもありますし、医療機関でよく効く治療法も受けられるので、大半のものは治せます。**

一つ心配なのは、頻尿や尿もれの後ろに重大な病気が隠れている場合があることです。例えば、尿がチョロチョロもれる溢流性《いつりゅう》尿失禁（Q17を参照）などは、骨盤臓器脱（Q39を参照）が原因になっていることがあります。また、膀胱《ぼうこう》がんや前立腺《ぜんりつせん》がんも頻尿を引き起こします。医療機関を受診することのメリットは、こうした重篤《じゅうとく》な病気の有無を明らかにできるという点です。すべての病気において最も大切なことは、早期発見し、早めに対策を講じることです。

（髙橋　悟）

Q4 そもそも頻尿とは、1日に何回以上トイレに行くことを指しますか?

頻尿とは「朝起きてから就寝までの排尿回数が8回以上、夜間1回以上」と定義されています。しかし、1日の排尿回数は人それぞれ。おしなべて何回以上が異常とはいえず、昼間に10回行く人でも本人が悩んだり、困ったりしていなければ心配は不要です。同様に1日8回以下の排尿回数でも、本人が困っているのであれば頻尿といえます。**不安や悩みがあれば医療機関を受診し、医師に遠慮なく相談しましょう。**

頻尿の原因はさまざまですが、主に過活動膀胱《ぼうこう》（Q28を参照）などの病気や、膀胱炎（Q40・Q41を参照）などの感染症、心因性などに分けることができます。このうち過活動膀胱は、日本で1000万人以上（参考：2003年調査の有病率から現在の人口分布に換算しての推定値）が罹患《りかん》する病気で、頻尿の重大な原因です。膀胱炎や前立腺炎《ぜんりつせんえん》などの尿路感染でも、膀胱の知覚神経が刺激されて頻尿になります。心因性の頻尿は、膀胱や尿道には問題がないにもかかわらず、緊張や失禁への不安などからトイレが近くなります。

（髙橋　悟）

Q5 夜間頻尿の定義は？ トイレに1回でも起きれば病気ですか？

夜間頻尿とは「就寝後、排尿のために1回以上起きなければならず、それによって日常生活に支障をきたしている状態」です（寝床に入ってから眠るまでは含まず）。

夜間頻尿の悩みは、高齢になるほど増えていきます。何度も目を覚ますことで睡眠不足となり、転倒や体調をくずすリスクも高くなりがちです。

夜間頻尿の主な原因は三つあります。一つめは夜間の尿量が増える夜間多尿です。加齢によって抗利尿ホルモン（尿量を減らす作用のホルモン）の分泌《ぶんぴつ》量が減ることで、本来は昼間に比べて少ない夜間の尿量が多くなります。二つめは過活動膀胱《ぼうこう》（Q28を参照）や前立腺《ぜんりつせん》肥大症（Q33を参照）などの影響で、膀胱の柔軟性が失われることです。すると膀胱にためられる尿量が少なくなるため、少ない尿量でも尿意を感じて目が覚めます。三つめは睡眠障害などで眠りが浅くなり、尿意で目が覚めたと錯覚するケースです。この場合、睡眠の質そのものをよくすれば、夜間頻尿も改善されていきます。またこれら三つの原因が複数重なっていることもあります。

（髙橋　悟）

Q6 正常な排尿とはどのような状態をいうのですか？

正常な排尿とは次のような状態をいいます。

●自分の意志で排尿がコントロールできる（尿意を感じてもある程度は我慢できる）。
●意識しておなかに力を入れなくても排尿ができる。
●尿に勢いがあって、途中で途切れたりしない。排尿時間は30秒以内。
●残尿感がなく、排尿後すぐにまたトイレに行きたくならない。
●1回の排尿量が約200～400㎖《ミリリットル》で、1日の尿量が1000～2000㎖《ミリリットル》。
●日中の排尿回数が5～7回程度で、夜間が0～1回。ただし、年齢や季節、精神状態、水分の摂取量などで排尿回数は異なる。

排尿回数は少なければいい、というものではありません。あまり少なすぎれば腎臓《じんぞう》に過度な負担がかかります。

また、Q5で述べたように、夜間は抗利尿ホルモンの作用で尿量が抑制され、睡眠の質を高めてくれます。このホルモンは脳下垂体から分泌《ぶんぴつ》され、腎臓に働きかけます。同時に就寝中の脱水予防などの役割も果たします。

（髙橋　悟）

Q7 正常な排尿時間は約21秒で、それより長くなると危険と聞きました。本当ですか？

「人間を含め、哺乳類《ほにゅう》の排尿時間は約21秒間である」これは、ノーベル賞のパロディ版であるイグノーベル賞を受賞した方の研究結果です。例えばライオンと犬のように、体重が大きく異なる動物でも、排尿時間だけは同じであるというのは興味深い事実ですが、つまりは哺乳類の体重と膀胱《ぼうこう》の大きさ、さらには尿道の太さが比例しているということです。体が大きければ膀胱も大きくなりますが、それと同時に尿道も太くなるので、排尿時間は体のサイズに関係なく一定となるのです。

では、21秒以上かかると異常かというと、そうともかぎりません。人間はほかの哺乳類より長生きします。40代以上になると、年齢とともに徐々に排尿時間が長くなります。しかし、これは単なる老化現象で病気ではありません。注意が必要なのは、急に排尿時間が長くなったときです。30秒だったのが、突然1分かかるようになった場合は、排尿の異常を現しているかもしれません。排尿を妨害する原因がどこにあるかを検討することが治療に結びつくため、精密な検査が必要です。

（近藤幸尋）

Q8 頻尿・尿もれに悩んでいるのは私だけですか？

頻尿・尿もれに悩んでいる人は、たくさんいます。2002年に行われた日本排尿機能学会の調査によると、日中8回以上トイレに行く人は2人に1人、夜1回以上行く人は約5人に1人、夜3回以上行く人は7〜8人に1人という結果が出ています。また、2015年に中国、台湾、韓国で行われた調査では排尿に関するなんらかの症状がある人の割合は女性で59・7%、男性で62・8%だったという結果も出ています。**以上のように頻尿・尿もれは、多くの人が悩んでおり、加齢とともに増加するともいわれています。**しかし、なかなか人にいえずに一人で悶々《もんもん》としてしまう人が少なくありません。外に出るのがおっくうになり、楽しいはずの旅行を控えたり、家に閉じこもるようになったりする人もいます。70代80代以上になると、「年のせいだからしかたがない」「今さら治りっこない」などとあきらめてしまう人もいます。

頻尿・尿もれに悩んでいるのは、あなただけではありません。「人生100年時代」を豊かな気持ちで生きていくためにも、少しでも心配なことがあれば病院を受診することをおすすめします。

（戸山友香）

Q9 頻尿・尿もれが女性に多い理由を教えてください。

女性は男性に比べて尿道が短いことに加え、妊娠・出産により骨盤底筋がゆるみ、頻尿・尿もれの症状が多く出る傾向にあります。閉経後は、女性ホルモンの分泌《ぶんぴつ》量が減ることも影響し、女性の患者数はさらに増えます。女性の腟《ちつ》は、骨盤内にある空洞の臓器ですが、出口に締まるようなしくみがありません。内容物が出ないように出口を締める働きの括約《かつやく》筋がないため、自分で骨盤底筋を締めないかぎり、腟の出口は開いたままになっています。腹圧がかかると圧力が腟から逃げようとするため、膀胱《ぼうこう》や子宮が腟から出てくる骨盤臓器脱（Q39を参照）が起こりやすいのです。この骨盤臓器脱が尿もれの原因の一端となり、くしゃみをしたり、重い物を持ったり、階段を駆け下りたりすると尿がもれてしまうことがあります。

下腹部に力を入れたときに尿がもれる腹圧性尿失禁は、特に女性に多い疾患《しっかん》として知られており、腹圧性尿失禁を週に1回以上経験している女性は500万人以上いるともいわれています。一方、男性で腹圧性尿失禁が起こるのは、前立腺《ぜんりつせん》がんの手術後など、ほぼかぎられます。

（戸山友香）

Q10 頻尿・尿もれを治すために最初にすべきことはなんですか？

「トイレに行く回数が増えた」「夜、何回もトイレに起きる」「くしゃみをするともれることがある」……。排尿について気になることがあれば、まずは、かかりつけ医に相談することをおすすめします。かかりつけ医から泌尿器科《ひにょうき》の受診をすすめられた場合は、泌尿器科医のいる医療機関へ行きましょう。もちろん自宅近くに泌尿器科があれば、最初から受診するのもいいと思います。

頻尿・尿もれといった排尿障害の場合、病院でまず最初に尿の採取やエコー（超音波）など、体に負担の少ない検査が行われるのが一般的です。頻尿・尿もれは、命に即日かかわる病気ではありませんが、膀胱炎《ぼうこうえん》や尿路結石など良性の病気だけでなく、まれに膀胱がんなどが隠れていることもあります。また、病気でなくても、そのまま放置しておくと、腎臓《じんぞう》の機能が急激に低下する急性腎不全を引き起こしたり、高熱が出たりすることもあります。受診して大きな病気がなかった場合は、食生活の改善や運動療法などで、症状が改善するケースもあります。

（戸山友香）

第2章

頻尿・尿もれの
症状・原因についての疑問34

Q 11 頻尿と尿もれにはタイプがあるそうですが、自分で見分けられる？

ある程度の見当はつきます。それぞれの症状には特徴のあるものが多いためです。例えば、急に耐えがたい尿意に襲われ、トイレに行かずにいられなくなるのは過活動膀胱《ぼうこう》（Q28を参照）が原因の可能性があります。急にトイレが近くなり、排尿時に痛みがあるなら、急性膀胱炎（Q40を参照）による頻尿であることが濃厚です。

ほかにもさまざまな原因で頻尿が起こりますが、その原因を正確に特定することは専門医以外では無理でしょう。頻尿の兆候が見られたら、医療機関を受診して原因を解明し、適切な対策を取ってください。

尿もれには腹圧の上昇で起こる「腹圧性尿失禁」、差し迫った尿意に襲われる「切迫性尿失禁」、腹圧性と切迫性の混合型である「混合性尿失禁」、前立腺《ぜんりつせん》肥大症に多い「溢流性《いつりゅうせい》尿失禁」などによる4タイプが主にあります。

左ジ《ペー》のチャートでは、自分自身がどのタイプの尿もれかがわかるように図解しました。タイプを見分ける目安にしてください。

（髙橋　悟）

尿もれのタイプを見分けるチャート

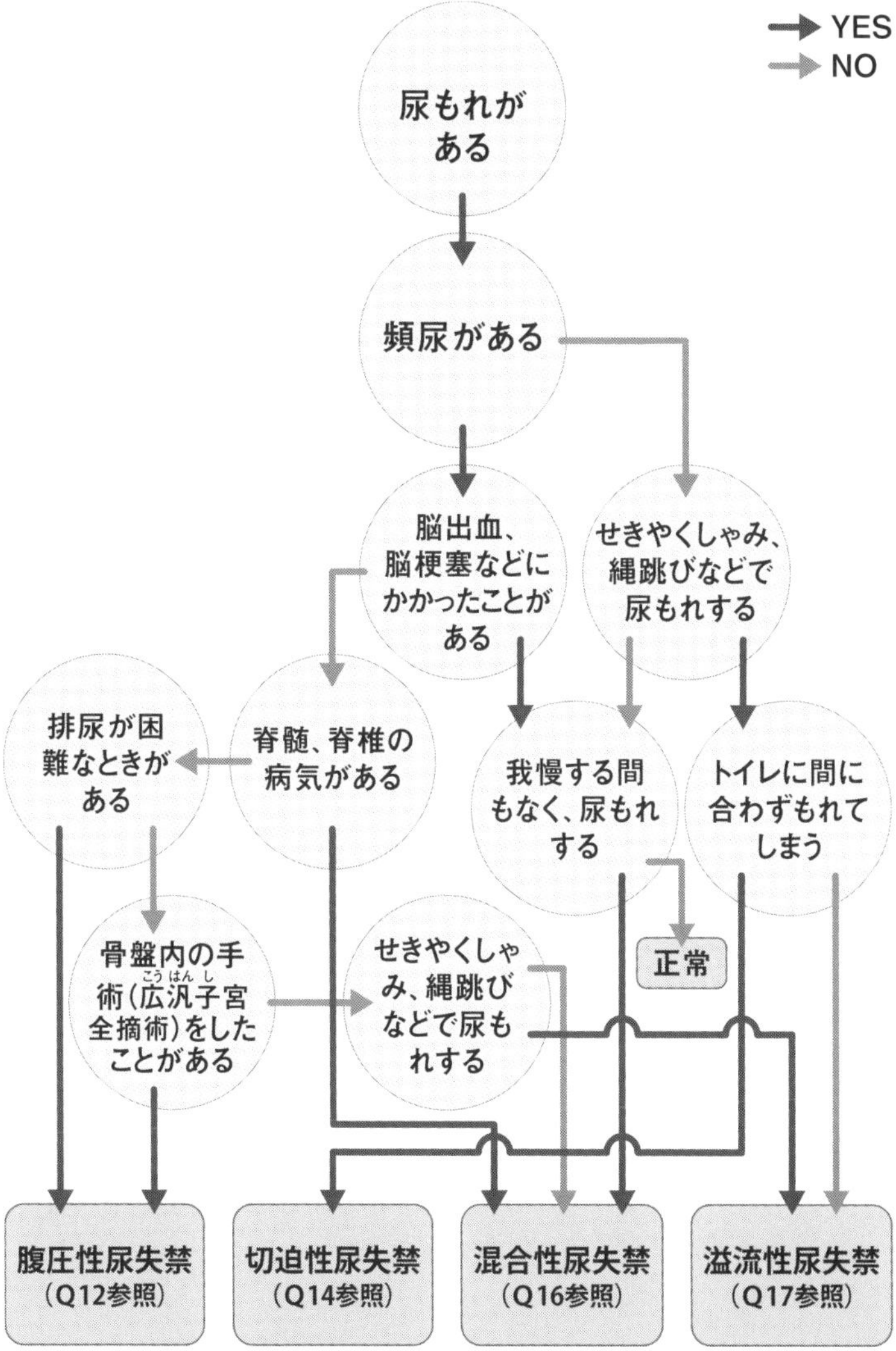
YES
NO
尿もれがある
頻尿がある
脳出血、脳梗塞などにかかったことがある
せきやくしゃみ、縄跳びなどで尿もれする
脊髄、脊椎の病気がある
排尿が困難なときがある
我慢する間もなく、尿もれする
トイレに間に合わずもれてしまう
正常
骨盤内の手術（広《こう》汎《はん》子《し》宮全摘術）をしたことがある
せきやくしゃみ、縄跳びなどで尿もれする
腹圧性尿失禁（Q12参照）
切迫性尿失禁（Q14参照）
混合性尿失禁（Q16参照）
溢流性尿失禁（Q17参照）

※このチャートはあくまでも目安です。正確な診断には医師の診察が必要です。

Q12 せきやくしゃみでチョイもれします。原因は？

せきやくしゃみなど、何かの拍子でおなかに力が入ったとき、不意に尿がもれてしまうのは腹圧性尿失禁です。大笑いしたときや、重い物を持ち上げたときにもれる人もいます。

女性では最も多い尿もれのタイプで、40歳以上の人、肥満気味の人、2回以上の経《けい》膣分娩《ちつぶんべん》（産道となる膣を経て出産すること）の経験がある人などによく見られます。

主な原因は、膀胱《ぼうこう》や尿道を支える骨盤底筋群（Q20を参照。以下、骨盤底と略す）のゆるみと、尿道を締める尿道括約《かつやく》筋（Q26を参照）の機能低下により、尿道がしっかり締められなくなるからです。

通常は腹圧がかかっても、それ以上の力で尿道が締めつけられているので、尿がもれることはありません。ところが骨盤底のゆるみで膀胱や尿道が不安定な状態になると、膀胱の出口が開きやすく、尿道が十分に締められません。また、尿道括約筋の働きも衰えていれば、瞬間的に締める力も弱くなります。多くの場合はこの二つの不調が重なって腹圧性尿失禁が起こります。

骨盤底がゆるみやすいのは出産した人、加齢による筋力の低下や女性ホルモンの分《ぶん》泌《ぴっ》低下がある人、肥満の人などがあげられます。

出産した人に腹圧性尿失禁が多いのは、出産時に骨盤底が引っぱられ、ダメージを受けるためと考えられます。

尿失禁の割合

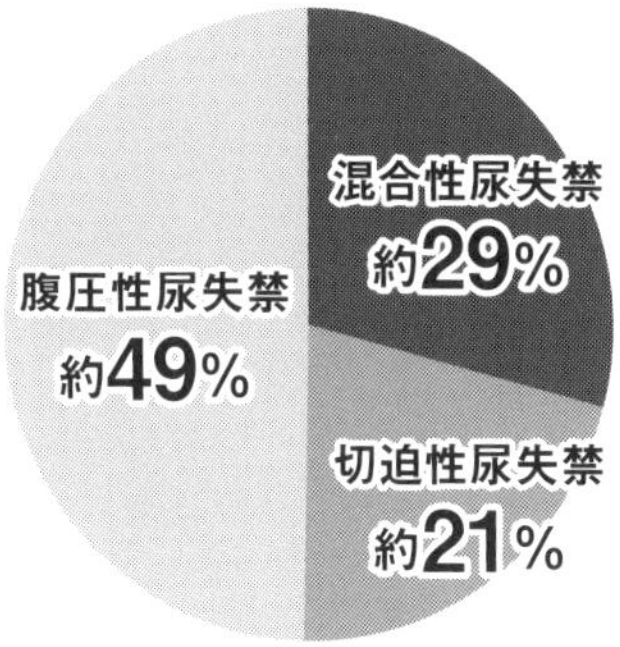

出典：Hunskaar S,et al., Epidemiology of Urinary and Faecal incontinence and pelvic organ prolapse.In:Incontinence,Edit. 2005.Vol.1.Plymouth,UK:Health Publications,2005.p.255-312より改変

また、更年期や閉経期前後には女性ホルモンの減少が見られます。女性ホルモンの一種であるエストロゲンには、尿道周囲の筋肉に張りを持たせる働きがあるため、分泌量が減ることで骨盤底の弾力が失われ、ゆるんでしまうのです。

肥満も骨盤底をゆるめる原因になります。太ることで脂肪が増えて筋肉が減るうえ、重い内臓や脂肪を支えるために骨盤底が疲弊し、伸びた状態になるからです。

ちなみに、トイレでいきむことも骨盤底に負担がかかります。便秘がちで、いきむ癖《くせ》がある人は注意してください。

（髙橋　悟）

Q13 急に激しい尿意に襲われます。病気でしょうか？

突然、襲ってくる激しい尿意を「尿意切迫感」といい、膀胱《ぼうこう》の病的状態を指します。尿意切迫感は過活動膀胱（Q28を参照）の一症状であり、くり返し起こる場合は、その疑いが強まります。

過活動膀胱には、次のような三つの症状が現れます。

①尿意切迫感

急に強い尿意が襲ってきて、我慢できずトイレに駆け込まずにはいられない状態のことです。最も代表的な症状で、過活動膀胱に必ず現れる症状です。

②頻尿

「昼間頻尿」と「夜間頻尿」があり、排尿回数が昼間は8回以上、夜間の就寝中は1回以上だと頻尿の可能性があります。頻尿だけでは過活動膀胱とはいえず、膀胱炎や心因性の頻尿などさまざまな可能性があります。

③切迫性尿失禁

突然の強い尿意のために、トイレにまに合わずもらしてしまう状態のことです。

過活動膀胱で現れる3つの症状

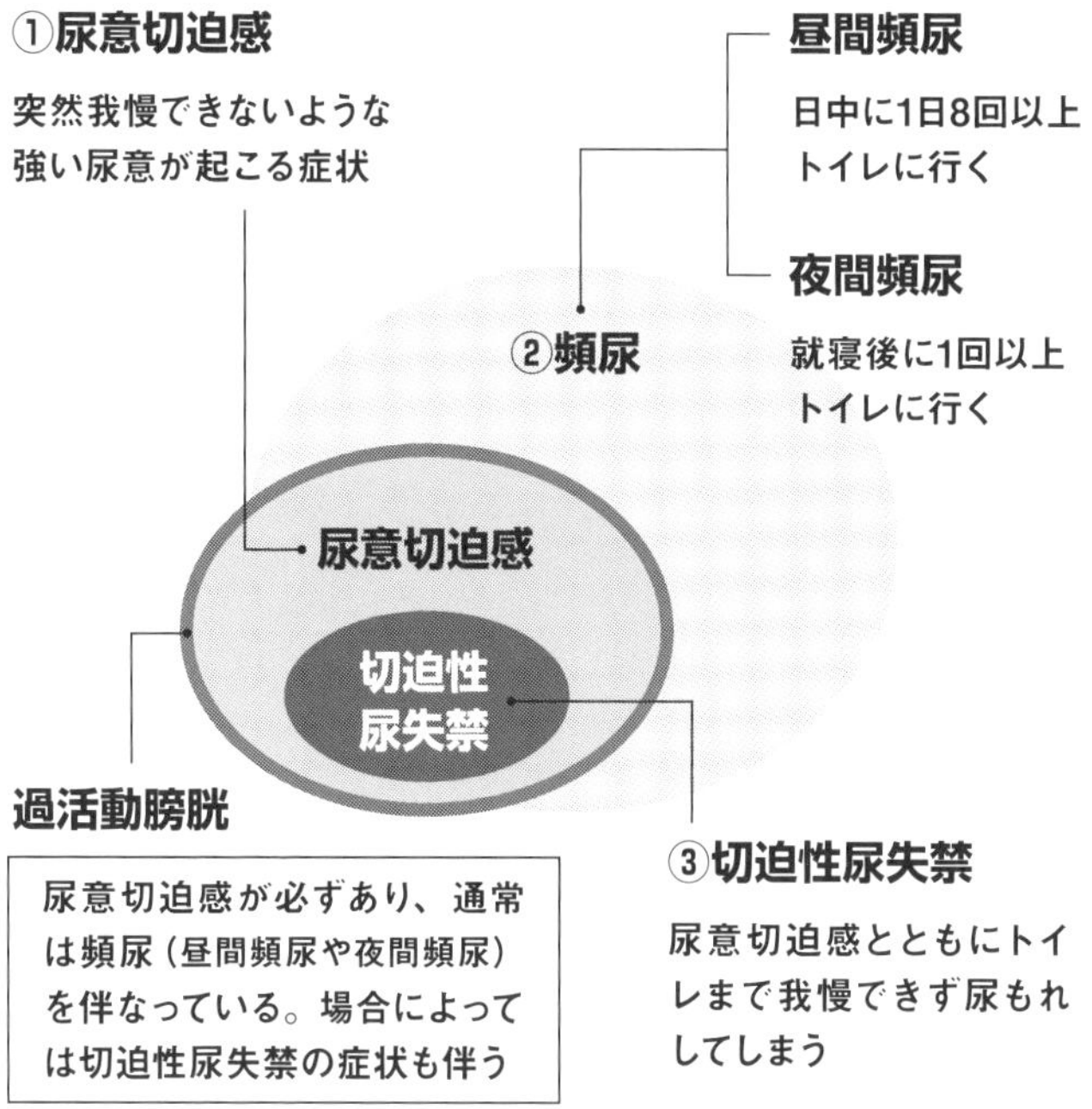
①尿意切迫感
突然我慢できないような
強い尿意が起こる症状
昼間頻尿
日中に1日8回以上
トイレに行く
夜間頻尿
就寝後に1回以上
トイレに行く
②頻尿
尿意切迫感
切迫性
尿失禁
過活動膀胱
尿意切迫感が必ずあり、通常
は頻尿（昼間頻尿や夜間頻尿）
を伴なっている。場合によって
は切迫性尿失禁の症状も伴う
③切迫性尿失禁
尿意切迫感とともにトイ
レまで我慢できず尿もれ
してしまう

日本排尿機能学会の調査（２００３年）によると、40歳以上の男女の12・４％に過活動膀胱の症状があり、約８１０万人が過活動膀胱の疑いがあると推定されるほど、多くの人が悩む病気です。現在の人口比率で換算すると１０００万人を超えます。生命を脅かすような深刻な疾患《しっかん》ではありませんが、急な激しい尿意はＱＯＬ（生活の質）を低下させるので、しっかり治療することをおすすめします。

（横山　修）

Q14 尿意を感じた瞬間、尿がたっぷりもれました。原因は何？

「尿意」を感じ、我慢できずにもらしてしまう症状は「切迫性尿失禁」と呼ばれ、過活動膀胱《ぼうこう》（Q28を参照）の可能性があります。

健康な膀胱ならたっぷり尿をためることができ、十分たまってから尿意を感じます。また、尿意を感じてもさらに１００ミリリットルくらいはためられるため、しばらくは我慢ができます。**ところが、過活動膀胱の人は少しの尿で過敏に膀胱が反応し、排尿を促す収縮が始まってしまいます。それがあまりに急激に起こるため、トイレにまに合わずにもらしてしまうのです。**

些細《ささい》なことが刺激になって起こる場合もあり、例えば、トイレのことを考えると尿意を感じたり、冷水や冷気に触れただけで強い尿意に襲われたりする場合もあります。こうなると日常生活に支障をきたすため、適切な対策と治療が必要です。

また、切迫性尿失禁は過活動膀胱の一症状ではありますが、膀胱炎などの尿路感染症や脳の病気でも起こり得るので、専門医に必ず診《み》てもらいましょう。

（横山　修）

Q15 体が冷えると頻尿になります。なぜですか？

「体の冷え」は頻尿と大いに関係があります。実際、冬のほうがトイレに行く回数が増え、寒い地域に住む人のほうが過活動膀胱《ぼうこう》になる確率が高まります。ではなぜ、冷えると頻尿などの尿トラブルが起きやすいのでしょうか。

私たちの皮膚には、温度を感じるセンサーがあります。その一つがTRPM8（トリップエムエイト）と呼ばれるたんぱく質でできた冷受容体で、一定の温度以下で冷たさを感知し、脳に伝達します。**いわば「冷えセンサー」といえる機能ですが、このTRPM8が実は膀胱内にもあるのです。**つまり、皮膚で冷えを感じたときは膀胱でもTRPM8が刺激され、これが神経を介して尿意をもたらすわけです。

また、閉経後など卵巣機能が低下した女性の体には、TRPM8が増加します。そのため、中高年の女性は冷えをより敏感に感じ、膀胱もそれに反応して排尿回数が増えてしまうのです。過活動膀胱は女性に多い病気ですが、冷えを感じやすいことがその一因ともいえるでしょう。この場合、冷えセンサーを必要以上に作動させないために常に体を温めておくことが重要です。

（横山　修）

Q16 頻尿で1時間に1回排尿しているのに笑うと尿もれします。原因を教えてください。

このようなケースは腹圧性尿失禁（Q12を参照）と切迫性尿失禁（Q14を参照）が合併した「混合性尿失禁」の可能性が高いと思われます。

混合性尿失禁は女性に多く見られます。例えば、女性で尿失禁の患者さんが10人いた場合、腹圧性が5人、切迫性が2人、混合性が3人の割合になるといわれ、意外にも多くの人が悩まされているのです。**特に閉経期を過ぎた50代以上の女性に増加する傾向にあります。**

混合性尿失禁の治療は、症状がより強く現れているほうに合わせて行います。急な強い尿意からもれてしまうことが多ければ切迫性尿失禁の治療を、この質問のように突然もらすというよりも、ふとしたはずみでもれることが多ければ、腹圧性尿失禁の治療を行います。

まずは医療機関で検査を受け、医師に症状を伝えて、どの症状に対して最も困っているのかを相談してください。

（髙橋　悟）

Q17 尿意はないのに下着内で不意にチョロチョロ尿もれします。原因はなんですか？

これは溢流性《いつりゅうせい》尿失禁によく見られる症状です。溢流とは「溢《あふ》れて流れる」ことで、排尿がしづらいために膀胱《ぼうこう》へ尿がたまり（残尿が多くなり）、容量の限界を超えた尿が絶えずチョロチョロとあふれ出てきます。常に尿がもれやすい状態なので、不快感を感じたり、下着の汚れやにおいが気になったりします。また、尿をしっかり出し切れないため、何度もトイレへ行くようになることもあります。

溢流性尿失禁の特徴は、**「普段から尿意がよくわからない」「残尿感がある」「尿に勢いがない」「おなかに力を入れないと排尿できない」**といった症状が見られることです。

排尿がスムーズにいかない原因は二つあります。

一つは膀胱《ぼうこう》が伸びきって収縮力が弱まり、正常な排尿ができなくなるケースです。これは子宮や直腸など、骨盤内にある臓器の手術で膀胱の神経が傷つくことで起こる場合があります。また、糖尿病が進行することで末梢《まっしょう》神経がマヒし、尿意を感じに

溢流性尿失禁の原因

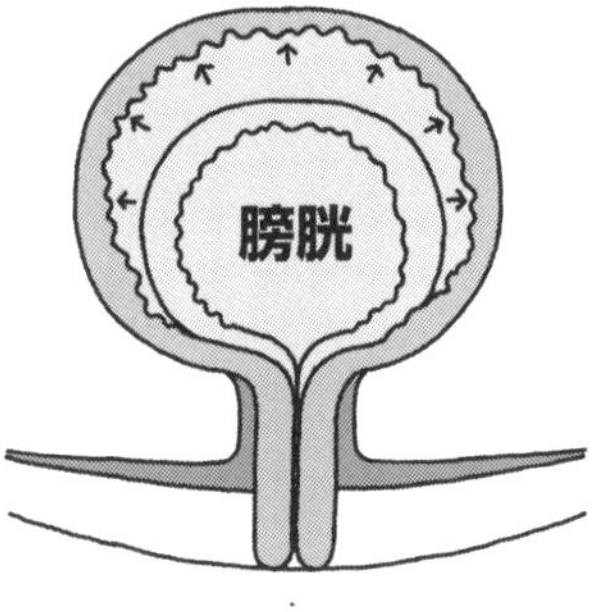

原因1
膀胱の収縮力が弱い

糖尿病や骨盤内の手術などで膀胱の収縮力が落ち、尿をうまく排出できなくなる。すると膀胱内に尿がたまり、やがて満タンになると少しずつもれてくる。

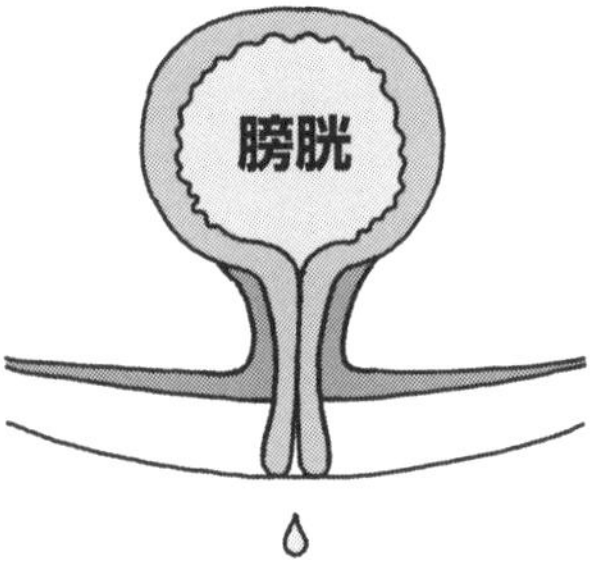

原因2
膀胱の出口や尿道がつまる

前立腺肥大症や骨盤臓器脱などが原因で、膀胱の出口や尿道がつまると、正常な排尿ができずに膀胱に尿がたまる。それがいっぱいになってあふれてくる。

くくなるうえ、膀胱の収縮をコントロールできなくなることでも起こります。

二つめは膀胱の出口や尿道がつまることで、たまった尿を正常に排出できないケースです。こちらは前立《ぜんりつ》腺《せん》肥大症（Q33を参照）になった男性に多く見られ、肥大した前立腺が尿路をふさぐことで起こります。重症の骨盤臓器脱（Q39を参照）がある女性では、直腸や子宮などの臓器が下がることで尿路を圧迫し、排尿を妨げます。（髙橋　悟）

Q18 男性で排尿後すぐ下着の中でジワッともれる尿もれは、なぜ起こりますか？

これは「排尿後尿滴下《にようてきか》」という尿もれの一種です。尿を出し切ったつもりでも、その後すぐに尿道に残っていた尿がジワジワッともれ出る現象です。特に40代から起こりやすくなり、中高年世代の多くの男性が悩まされています。

ちょうど陰嚢《いんのう》の裏側あたりにある「球部尿道」と呼ばれる部分に尿がたまり、排尿後しばらくして、わずかな尿もれ〝チョイもれ〟を感じます。

排尿後尿滴下の原因は以下の二つです。一つは尿道を締める役割の、球海綿体筋と呼ばれる筋肉の機能低下です。この筋肉がキュッと締まることで、尿をすっきり出すことができますが、加齢によってこの筋肉が衰えると、尿を出し切ることが難しくなります。

二つめの原因は、尿を出す勢いが落ちるため、尿が残りやすくなるというものです。主に前立腺《ぜんりつせん》肥大症により、排尿の勢いが低下する事例が見受けられます。

改善策としては、球海綿体筋を強化するのであれば、骨盤底筋トレーニング（第8章を参照）が効果的です。また、前立腺肥大症のある人は、その治療を受けることが最善策となります。

なお、根本的な対策ではありませんが、排尿後尿滴下を防ぐ方法として「ミルキング」と呼ばれる方法があります。尿道内に残った尿を、指でしぼり出す方法です（Q112を参照）。

ミルキングを習慣にするとチョイもれの予防になります。

（髙橋　悟）

排尿後尿滴下が起こるしくみ

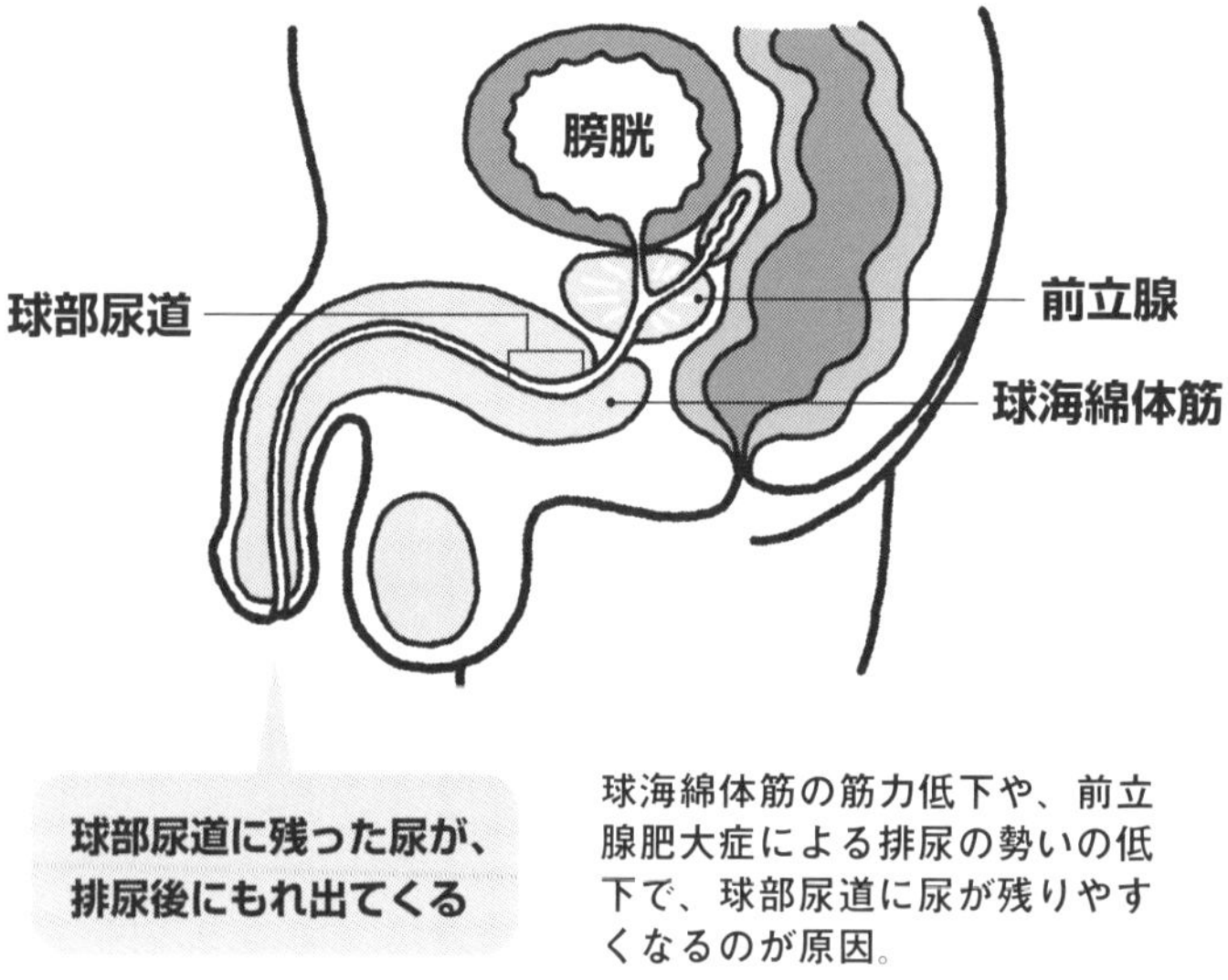

球海綿体筋の筋力低下や、前立腺肥大症による排尿の勢いの低下で、球部尿道に尿が残りやすくなるのが原因。

Q19 頻尿で頻繁に排尿しても、残尿感があります。原因はなんですか？

「排尿後に尿が残っている感じがする」「尿が出し切れず、すっきりしない」……こうした感覚が残尿感です。残尿感の起こる原因は実にさまざまです。

男性で特に多いのは、前立腺肥大症《ぜんりつせん》による排尿障害があります。前立腺が肥大することで尿道を圧迫して、尿の通過障害をきたし、これが残尿感などを引き起こします。また、糖尿病による末梢《まっしょう》神経障害や、脊柱管狭窄症《せきちゅうかんきょうさくしょう》による膀胱《ぼうこう》への神経の圧迫なども、よく見られる原因です。

さらに、子宮がん・直腸がんの手術で膀胱を収縮させる神経の損傷があると、膀胱がうまく収縮できなくなり、残尿感が起きることがあります。そのほか膀胱炎や尿路結石、慢性前立腺炎などの病気でも、残尿感が出ることがあります。

このように残尿感はいろいろな原因で起こります。症状から原因を知ることは困難ですので、生活に支障をきたすような症状がある場合には、泌《ひ》尿器《にょうき》科を受診してください。

（髙橋　悟）

Q20 尿もれの解説でよく聞く「骨盤底筋」とはどんな筋肉？ 男女にありますか？

骨盤底筋は男女の骨盤の底にあり、膀胱《ぼうこう》や直腸、子宮といった骨盤内の臓器を下から支える働きをしています。膀胱の位置を安定させ、ずれたり下がったりしないようにすることも大切な役目です。

骨盤底筋はさまざまな筋肉や筋膜、靱帯《じんたい》（骨と骨をつなぐ丈夫な線維組織）などで構成され、正式には骨盤底筋群と呼ばれます。

骨盤の内部をおなか側から見てみると、恥骨《ちこつ》があり、膀胱と尿道があり、その次に女性は子宮と腟《ちつ》があり、その後ろに直腸と肛門《こうもん》が置かれ、尾骨が配されています。

骨盤底筋はこうした臓器を下から支えるべく、恥骨から尾骨にかけて、筋肉の膜のようなものが張り巡らされています。その状態は、ハンモックをイメージするとわかりやすいかもしれません。

骨盤底筋は内臓や臓器を下から支える役割を果たすとともに、尿がもれそうになると膀胱の出口や尿道を締め、尿もれを防いでくれます。

また、肛門括約《かつやく》筋と連携して、便失禁を防ぐ働きもします。ちなみに、女性は男性に比べ、尿道、膣、肛門と3本の管が骨盤底筋を貫通しているので、どうしても骨盤底筋がゆるみやすくなり、それが腹圧性尿失禁（Q12を参照）などの原因になることがあります。

（髙橋　悟）

骨盤底筋群の位置と働き

〈男性〉

男性の骨盤底筋は、膀胱と直腸を支え、尿道と肛門を締める働きをする。

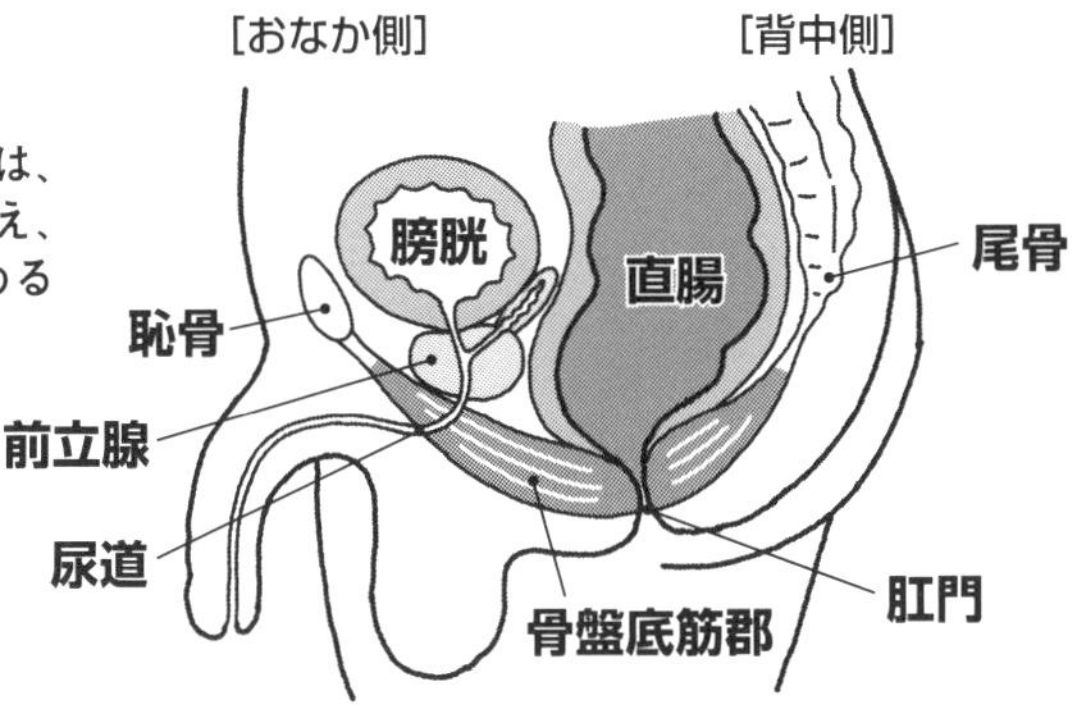

〈女性〉

女性の骨盤底筋は、子宮や膀胱・直腸を支え、膣・尿道・肛門を締める働きをする。

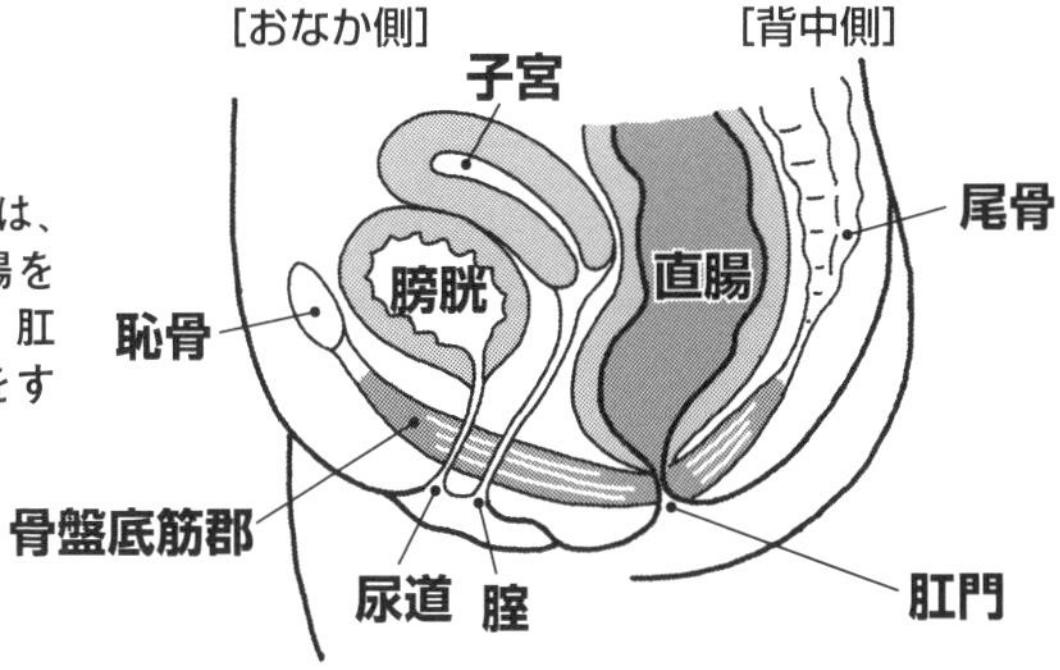

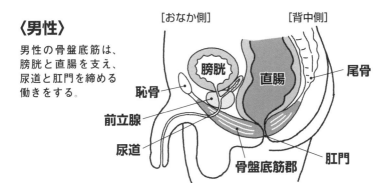

Q21 女性の骨盤底筋の衰えは妊娠・出産が重大原因とは本当？

骨盤底筋が衰える原因には加齢による筋力低下や肥満などがありますが、女性の場合は妊娠や出産も重大原因となります。

妊娠中は胎児の体重に加えて、羊水や胎盤を骨盤底筋が支えることになり、大きな負荷がかかります。

さらに、出産時には骨盤底筋がぐっと引き伸ばされるため、筋肉がゆるんでしまいます。出産後に尿失禁を経験する人が多いのもこのためです。

ただし、年齢が若いと、伸びきった骨盤底筋も4カ月ほどで回復します。ところが大きな損傷を受けた筋肉はその後もダメージを引きずり、加齢とともにゆるみやすくなるのです。特に経腟分娩《けいちつぶんべん》（産道となる腟を経て出産すること）で子供を何人も産んでいる人は、この傾向が顕著になります。

経産婦に腹圧性尿失禁（Q12を参照）が多いなど、女性に頻尿・尿もれで悩む人が多いのは、骨盤底筋が衰えやすい条件を持っているためと考えられます。（髙橋　悟）

女性

Q22 女性は閉経後に骨盤底筋の衰えが早まると聞きますが、なぜですか？

女性は閉経による女性ホルモン分泌《ぶんぴつ》の減少で、体にはさまざまな変化が現れます。頻尿や尿もれをはじめ、陰部の乾燥やイガイガ感、膀胱炎《ぼうこうえん》をくり返すなど、その症状はさまざまです。

こうした閉経による女性ホルモンの低下に関連して起きる、尿路や陰部のトラブルをＧＳＭ（Genitourinary《ゲニトウリナリー》 Syndrome《シンドローム》 of Menopause《メノポーズ》＝閉経関連尿路生殖器症候群）といい、徐々にですが認知が広まりつつあります。ちなみにゲニトウリナリーは尿路生殖器、メノポーズは閉経を意味します。

骨盤底筋の衰えもこのＧＳＭの一つで、特に尿道やその周辺の筋肉に弾力を持たせる、エストロゲンという女性ホルモンの分泌減少が主たる原因です。また、閉経前後に尿道の周辺組織が萎縮《いしゅく》することでも、骨盤底筋にダメージを与えます。

こうした症状に、運動不足や加齢、肥満による筋力の低下が加わると、骨盤底筋の衰えに拍車がかかるのです。

（髙橋　悟）

Q23 骨盤底筋は姿勢の悪さや運動不足でも衰えますか？

まず姿勢の悪さで骨盤底筋が衰えるかどうかですが、そこは心配不要だと思います（とはいえ、姿勢が悪い人はよくする努力をしてください）。しかし、**運動不足は骨盤底筋が衰える重大原因になります。**これは骨盤底筋にかぎらないことですが、運動不足で筋肉を使わなければ、筋肉の萎縮《いしゅく》や血行不良を招き、やがて筋機能（筋力）の低下を招きます。骨盤底筋についても同じことがいえます。

筋力トレーニングやストレッチなどで、腕や足、体幹などを鍛える人はいますが、骨盤底筋を鍛えようとする人は少ないでしょう。意識して刺激することが少ない分、手や足の筋肉よりも骨盤底筋は衰えが早いのかもしれません。

刺激を与えれば、筋肉は何歳からでも、やった分だけ機能を向上させることができます。骨盤底筋も手や足と同じように、鍛えることで筋力がアップします。そのためには骨盤底筋体操（第8章を参照）が有効です。肛門《こうもん》や腟《ちつ》を締めたりゆるめたりすることで、尿道括約《かつやく》筋（Q26を参照）や骨盤底筋を刺激しましょう。

（髙橋　悟）

Q24 便秘や肥満のある人も骨盤底筋が衰えやすいと聞きますが、なぜですか？

便秘がある人は、なんとか排便しようと強くいきみがちです。ところが、いきんで腹圧をかけることで、あらゆる臓器を下から支えている骨盤底筋には大きな負荷がかかります。これが習慣のようにくり返されると、ダメージを受けた骨盤底筋がゆるむ原因になるのです。普段からいきまないようにするとともに、下剤をうまく活用して便通のコントロールをしてください。意識して水分をとるようにしたり、食物繊維の多い食事を心がけたりすることも大切です。

頻繁に腹圧をかけることは、腹圧性尿失禁（Q12を参照）のリスクを高めることにもなります。日常生活や仕事で、重い物を持ち上げる機会の多い人、例えば引っ越し業や配送業などに従事する人は注意が必要です。

肥満が骨盤底筋の衰えを招くのは、重い脂肪や内臓を支えるために骨盤底筋に負担がかかって、筋肉が伸びて傷むからです。さらに、太って脂肪が増えると逆に筋肉が減ってしまうこともマイナスの要因になります。

（髙橋　悟）

Q25 骨盤底筋が衰えているかどうかは自分でわかりますか？

骨盤底筋は膀胱《ぼうこう》や腎臓《じんぞう》、尿管、尿道など多くの泌尿器《ひにょうき》を下から支える重要な働きをしています。そればかりか、直腸や子宮、卵巣といった臓器も骨盤底筋があることで本来あるべき位置に収まり、正常に働きます。

そのため、骨盤底筋が衰えると膀胱や子宮、直腸の位置が下がり、腟《ちつ》から体外に出てしまう「骨盤臓器脱（Q39を参照）」を引き起こすこともあります。また頻尿や尿もれも多くは骨盤底筋の衰えが原因です。さらに骨盤底筋は、胸部にある横隔膜、おなか全体をカバーする腹横《ふくおう》筋、背骨を支える多裂《たれつ》筋など多くの姿勢を維持する筋肉と連動しているため、衰えるとボディラインがくずれる原因となります。

骨盤底筋は加齢とともに弾力性を失います。特に女性は、出産や更年期による女性ホルモンの減少で筋力や柔軟性が低下するため、骨盤底筋の衰えに注意する必要があります。骨盤底筋は体の奥深くにあるため、目で確認することはできません。そこで、目安となるチェック票を考えてみましたのでぜひ参考にしてください。

（関口由紀）

あなたの骨盤底筋は大丈夫？

該当するところに☑をつけてください

【生活習慣をチェック】

□座っているときにひざが開いてしまう
□長時間座っていることが多い
□閉経を迎えた
□重い物をよく持つ、立ち仕事が多い

【出産状況をチェック】

□妊娠・出産経験がある
□３人以上の出産経験がある
□妊娠中や出産後、尿もれを経験した
□3500グラム以上の赤ちゃんを出産した
□35歳以上で第１子を出産した

【排尿・排便をチェック】

□せきやくしゃみをすると尿がもれることがある
□便秘がちで、トイレでいきむことが多い
□残尿感を感じることがある
□急に尿意に襲われることがある

衰え度の目安	
☑の数が3個以下の場合 ▶	骨盤底筋が健康な状態です。しかし、油断は禁物。日常生活に気をつけたり、運動を取り入れたりしながら、今の状態をキープしましょう。
☑の数が5～7個の場合 ▶	骨盤底筋の衰えが進んでいます。骨盤底筋トレーニング（第8章を参照）などを取り入れ、改善に努めましょう。
☑の数が8個以上の場合 ▶	骨盤底筋へのダメージが大きいです。自覚症状がある方も多いのでは？　早めに医療機関を受診し、すぐに改善に努めましょう。

※このチェック票はあくまでも目安です。☑が多い人はもちろん、少ない人でも頻尿・尿もれに普段から悩んでいる人は骨盤底筋が衰えている可能性があります。必ず専門医に診察をしてもらい、治療を受けてください。

Q26 尿もれ解説で聞く「尿道括約筋」とはどんな筋肉？

尿道括約筋《かつやく》は尿道を締めたり、ゆるめたりして、排尿をコントロールする筋肉です。いわば水道の蛇口のような存在です。

膀胱《ぼうこう》から尿道へつながる部分にあるのが内尿道括約筋で、その少し下、骨盤底筋を貫く部分にあるのが外尿道括約筋です。

内尿道括約筋は緊張の保持と収縮をコントロールする平滑《へいかつ》筋で、自分の意志で動かすことはできません（不随意《ふずいい》筋）。

一方、外尿道括約筋は随意運動にかかわる横紋《おうもん》筋で、手や足の筋肉のように、自分の意志で動かせます（随意筋）。どちらも尿道を取り囲むように配置されています。

尿をためているときは、内尿道括約筋が無意識のうちに尿道を締め、さらに自分の意志で外尿道括約筋をしっかり締めて、二重のしくみで尿が出るのを防いでいます。

膀胱に尿がたまってくると、脊髄《せきずい》の神経を経由して脳にシグナルが送られ、尿意が起こります。すぐにトイレへ行ける状況であれば、両方の尿道括約筋がゆるんで排尿することになります。

しかし、そのままトイレに行けない場合は「まだ出さないように」というシグナルが脳から膀胱と尿道へ伝えられます。すると自分の意志でコントロールできる外尿道括約筋をギュッと収縮させて、尿がもれるのを防ぐのです。尿意がないときも「念のためトイレに行こう」と思ったときは、意識して外尿道括約筋をゆるめて排尿します。

（髙橋　悟）

尿道括約筋の働き

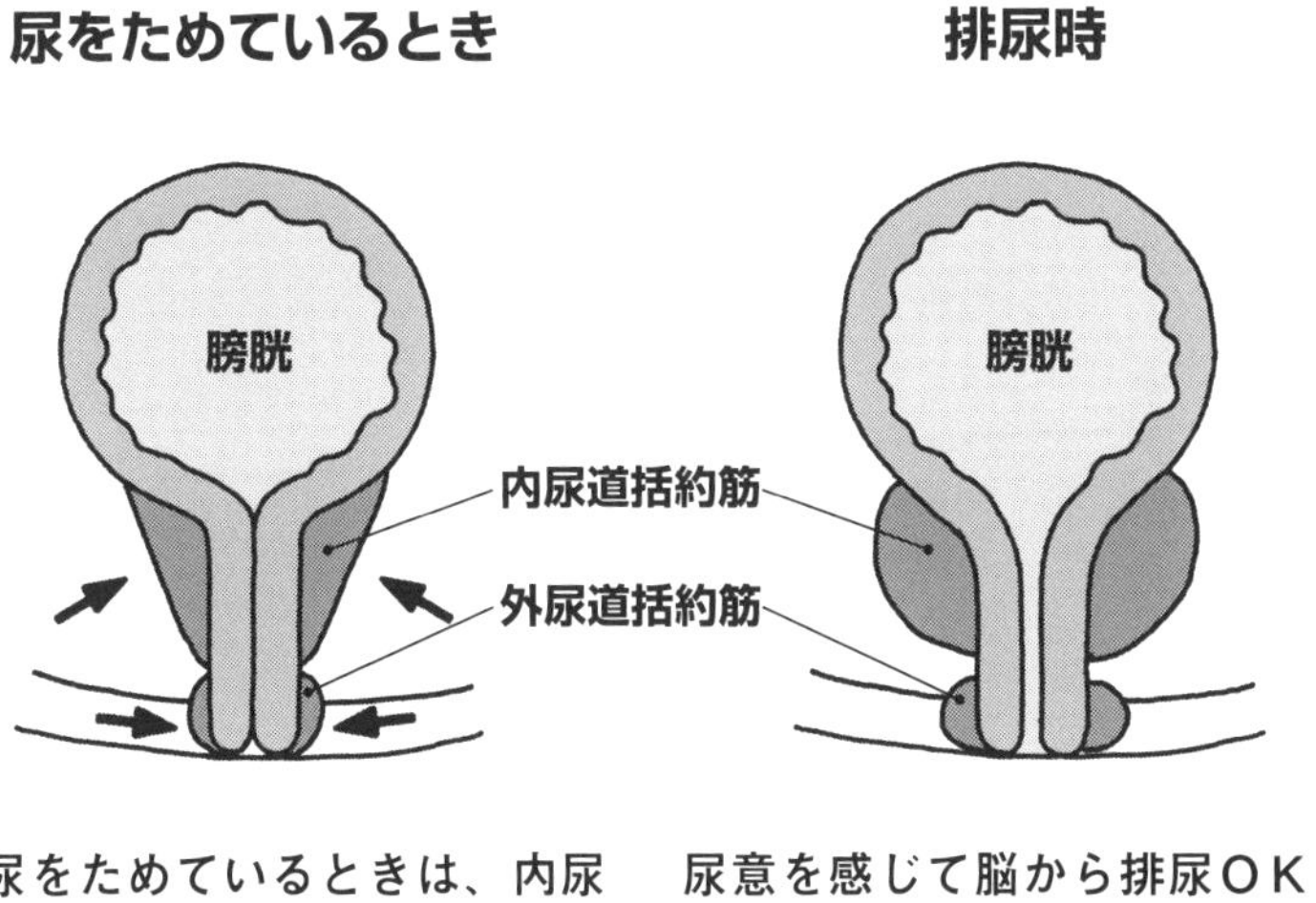

尿をためているときは、内尿道括約筋と外尿道括約筋の両方を収縮させ、尿がもれないように二重のしくみで締めてロックする。

尿意を感じて脳から排尿ＯＫの伝達があると、二つの尿道括約筋がゆるんで排尿する。

Q27 尿道括約筋が衰えやすい人の特徴は？

尿道括約筋《かつやく》は、女性と男性を問わず、加齢によって衰えます。特に女性の場合は、閉経前後の女性ホルモンの減少で骨盤底筋（Q20を参照）がゆるみはじめるとともに、外尿道括約筋の機能低下が顕著になります。

尿道の締まりが悪くなることで起きる腹圧性尿失禁（Q12を参照）が、閉経前後の女性や高齢女性に多いのもこのためです。

また、女性の場合は出産のときに、尿道括約筋が引き伸ばされて傷むこともマイナスの要因になります。経腟分娩《けいちつぶんべん》（産道となる腟を経て出産すること）で子供を何人も産んでいる人などは、受けたダメージが大きい分、機能低下のリスクも高くなります。

一方、男性の場合も年齢が上がるにつれ、尿道括約筋の筋力や、その働きをコントロールする神経の機能が低下します。こうした衰えが、中高年の男性に多い排尿後尿《にょう》滴下《てきか》（Q18を参照）の原因となります。

さらに、男性は前立腺《ぜんりつせん》肥大症（Q33を参照）を患うと、尿道括約筋の働きが悪くなることが知られています。

（高橋　悟）

Q28 頻尿・尿もれの重大原因「過活動膀胱」とはいったいなんですか？

膀胱《ぼうこう》は下腹部の中央にあり、尿管によって左右の腎臓《じんぞう》とつながっています。腎臓から送られてきた尿は膀胱にたまり、ある程度たまると尿道を通って外部へ排出されます。つまり、膀胱は尿を一時的にためておくための器官なのです。

過活動膀胱は、「膀胱に尿を十分にためられない病気」です。通常は、２００〜３００ミリリットルで尿意を感じはじめ、約４００ミリリットルで最大尿意（我慢できずトイレに行くくらいの尿意）に達します。しかし、過活動膀胱になると、２００〜３００ミリリットルですでに最大尿意に達して排尿を我慢できなくなってしまいます。そのため、頻尿や尿もれといった尿トラブルが起こるのです。

健康な膀胱は、たっぷり尿がたまると風船のようにふくらみ、十分にたまったら今度は収縮して尿を排出します。過活動膀胱は十分に尿がたまっていないのに収縮してしまい、結果、急に尿意を感じてトイレに駆け込むといった事態に見舞われます。

その原因は大きく分けて二つあります。一つは、神経の障害によって起こる「神経因性」です。この場合は原因がはっきりしていて、脳梗塞《こうそく》や脳出血などの後遺症、脊髄《せきずい》の障害、糖尿病による末梢《まっしょう》神経障害などによって過活動膀胱が引き起こされます。

もう一つは「非神経因性」で、神経障害が全くないのに起こるケースです。加齢による機能低下や筋力低下、骨盤底筋の衰え、自律神経の乱れなど、さまざまな理由が考えられますが、ほとんどの場合が原因不明です。

（横山　修）

尿が出るしくみ

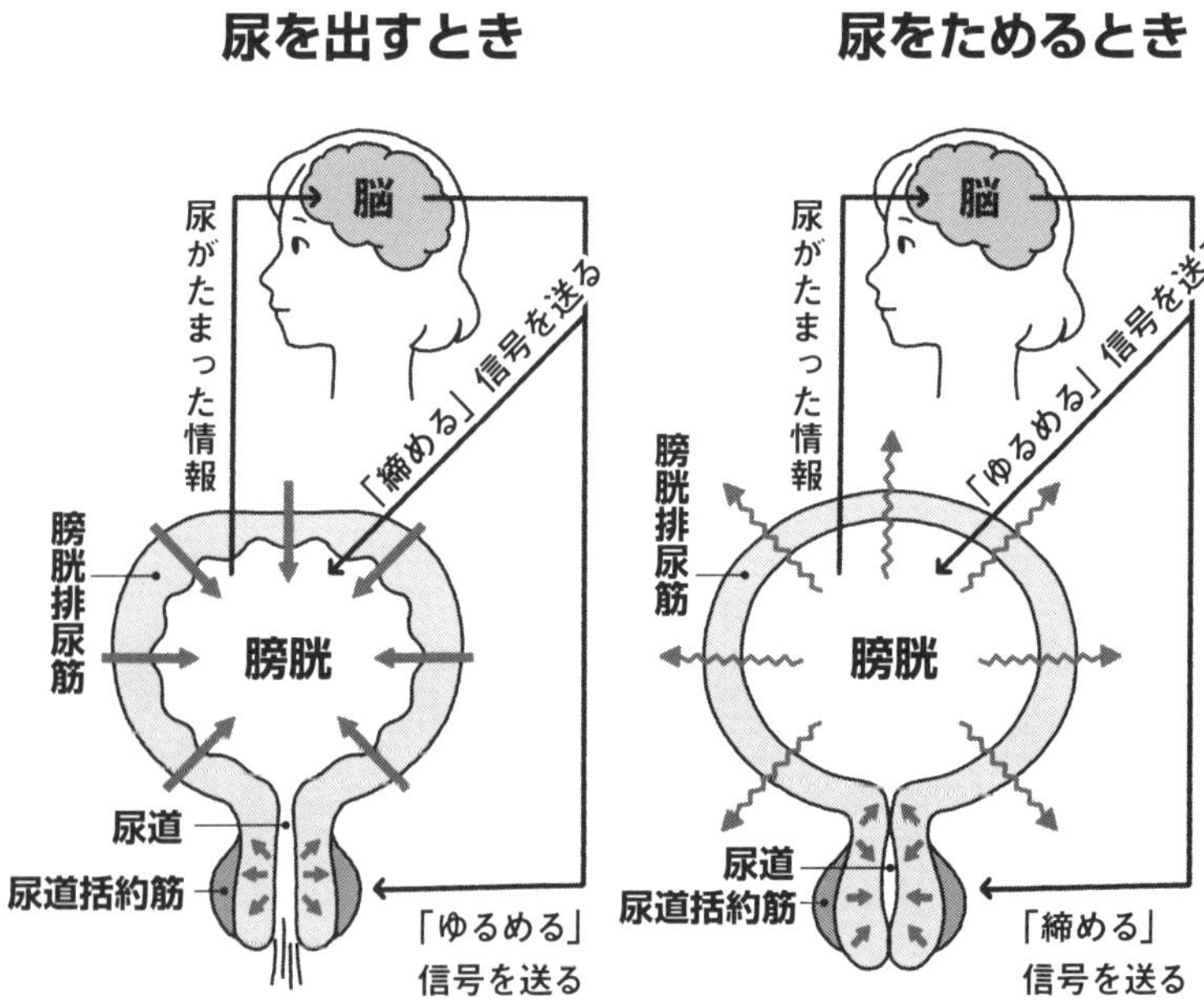

Q29 病院で使う過活動膀胱チェック票とはどんなもの？

正式には「過活動膀胱《ぼうこう》症状質問票（OABSS）」といい、病院を受診したさいに記入するもので、重症度や治療によって改善しているかどうかを判定するために使われます。質問は次の四つです。質問のあとの「↓」以下に、質問によって何がわかるかを示しました。

①朝起きたときから寝るときまでに、何回くらい尿をしましたか？
↓この質問で「昼間頻尿」があるかどうかを確認します。

②夜寝てから朝起きるまでに、何回くらい尿をするために起きましたか？
↓過活動膀胱の症状でよく見られる「夜間頻尿」があるかどうか確認します。

③急に尿がしたくなり、我慢が難しいことがありましたか？
↓「尿意切迫感（Q13を参照）」がどのくらいあるか確認します。

④急に尿がしたくなり、我慢できずに尿をもらすことがありましたか？
↓「切迫性尿失禁（Q14を参照）」がどのくらいあるか確認します。

以上、四つの質問について、ここ1週間の排尿状況を回答します。③が2点以上で、なおかつ合計点数が3点以上の場合、過活動膀胱と診断されます。また、5点以下が軽症、6～11点が中等症、12点以上が重症です。

スコア方式でわかりやすいので、一般の人も過活動膀胱かどうか簡単にチェックできます。ただし、ほかの病気（膀胱がんや前立腺《ぜんりつせん》がん、結石、子宮内膜症など）の可能性もあるので自己判断だけでは危険です。症状がある人は必ず医療機関を受診しましょう。

（横山　修）

過活動膀胱症状質問票（OABSS）

以下の症状がどれくらいの頻度でありましたか？　この1週間のあなたの状態に最も近いものを１つだけ選んで、点数の数字を○で囲んでください。

質問	症状	点数	頻度
1	朝起きてから寝るまでに、何回尿をしましたか？	0	7 回以下
		1	8～14 回
		2	15 回以上
2	夜寝てから朝起きるまでに、何回くらい尿をするために起きましたか？	0	0 回
		1	1 回
		2	2 回
		3	3 回以上
3	急に尿がしたくなり、我慢が難しいことがありましたか？	0	なし
		1	週に 1 回より少ない
		2	週に 1 回以上
		3	1 日 1 回くらい
		4	1 日 2～4 回
		5	1 日 5 回以上
4	急に尿がしたくなり、我慢できずに尿をもらすことがありましたか？	0	なし
		1	週に 1 回より少ない
		2	週に 1 回以上
		3	1 日 1 回くらい
		4	1 日 2～4 回
		5	1 日 5 回以上
合計点			点

過活動膀胱の診断基準➡尿意切迫感スコア（質問3）が2点以上かつ合計スコアが3点以上

過活動膀胱の重症度判定（合計点）➡軽症：5点以下　中等症：6～11点　重症：12点以上

出典：女性下部尿路症状診療ガイドライン［第2版］を改変

Q30 過活動膀胱を招く重大原因は血流不足と聞きましたが、本当ですか？

過活動膀胱《ぼうこう》（Q28を参照）にいたる原因はさまざまで、脳梗塞《こうそく》の後遺症やパーキンソン病などの脳疾患《しっかん》のほか、男性の場合は前立腺《ぜんりつせん》肥大症、女性の場合は骨盤底筋の衰えなどが挙げられます。そして、血流不足もその中の一つだといえます。

血流が低下すると、当然、膀胱の血流も低下します。そうすると、膀胱の神経が傷ついたり、筋肉が硬くなったりして、膀胱の柔軟性が失われていきます。結果、膀胱の容量が小さくなって十分に尿をためられなくなったり、傷んだ神経が過敏に反応して、小さな刺激で急に膀胱が収縮したりするのです。過活動膀胱につきものの尿意切迫感（Q13を参照）はこのようにして起こる場合も多く、その意味では、血流不足は過活動膀胱の重要なファクターであるといえます。

また、血流不足は加齢によっても起こります。前立腺肥大や骨盤底筋の衰えも、やはり加齢が原因です。年齢とともに増加する過活動膀胱は、こういった多種多様な原因が複雑に絡み合って引き起こされるものなのです。

（近藤幸尋）

Q31 過活動膀胱は骨盤底筋の衰えも原因になりますか？

骨盤底筋の衰えは過活動膀胱《ぼうこう》の原因の一つになります。骨盤底筋が衰えると骨盤底がゆるみ、その上にある直腸や膀胱などの臓器を支えられなくなって下がってきてしまいます。そうなると、膀胱が圧迫されて尿意切迫感（Q13を参照）を覚えやすくなったり、膀胱の出口が開きやすくなったりして、頻尿や尿もれといった症状を招くのです。

女性は妊娠、出産による骨盤底筋の障害、加齢による筋力低下などで、どうしても骨盤底がゆるんできます。同時に、女性ホルモンの分泌《ぶんぴつ》低下による血液循環の悪化で膀胱の萎縮《いしゅく》が進み、さらに過活動膀胱になりやすい状態になるのです。

また、ストレスによる自律神経（意志とは無関係に内臓や血管の働きを支配する神経）の乱れも、女性によく見られる過活動膀胱の原因です。「緊張するとトイレに行きたくなる」という現象は多くの人が経験しているでしょう。緊張＝ストレスは自律神経の働きに影響しやすく、長期間続くと過活動膀胱を引き起こします。

（横山　修）

Q32 過活動膀胱を放置すると「低活動膀胱」になると聞きました。くわしく教えてください。

過活動膀胱《ぼうこう》と低活動膀胱は全く異なる状態ですが、過活動膀胱の放置で、低活動膀胱になる人がいます。「排尿筋低活動」または「排尿筋無収縮」と呼ばれるものです。正常な膀胱は、尿がたまると広がり、排尿するときには収縮するなど、非常に高い伸縮性を持ち合わせています。**ところが、低活動膀胱になると、収縮力が低下し、排尿時間が長くなったり、たまった尿をすべて出し切ることができなくなったりします。**

これが進行すると排尿機能が徐々に失われ、尿意も感じにくくなります。膀胱は常に尿がたまった状態となり、細菌感染を起こしやすくなったり、結石ができやすくなったり、さらには腎《じん》機能が低下したりといった重篤《じゅうとく》な症状も現れます。

ただし、すべての過活動膀胱が低活動膀胱に移行するわけではありません。また、前立腺《ぜんりつせん》肥大症（Q33を参照）による排尿障害は、低活動膀胱を招く危険性があります。前立腺が肥大すると排尿しにくくなり、膀胱が常にふくらみ締まりがなくなって伸び切ったゴムのようになり、最悪の場合、低活動膀胱に陥ります。

（近藤幸尋）

男性

Q
33

男性の尿トラブルでよく聞く「前立腺肥大」とはそもそもなんですか？

前立腺《ぜんりつせん》は男性にしかない臓器で、生殖器の一部です。下腹部中央にある膀胱《ぼうこう》のすぐ下にあり、膀胱から陰茎《いんけい》に向かって伸びる尿道を取り囲んでいます。大きさは直径4センチ、長さ3センチ程度。栗の実ほどの大きさで、形も栗の実に似ています。

前立腺は生殖器と泌尿器《ひにょうき》、二つの役割を担っています。そのうち主となるのが生殖器としての働きです。前立腺が分泌《ぶんぴつ》する「前立腺液」は、精嚢《せいのう》で分泌される精嚢液とともに精液となり、精子に栄養を与え、活性化させます。また、女性の生殖器内に送り込まれると、殺菌作用で精子を守る働きをします。

泌尿器としての役割は、すべてが解明されているわけではありませんが、前立腺の中心領域と呼ばれる部分が、排尿のコントロールにかかわることが知られています。

この前立腺が大きくなる、つまり肥大する病気が「前立腺肥大症」です。原因には加齢やホルモンバランスの乱れがあります（Q34を参照）。肥大するのは前立腺の中心部、尿道を取り巻く「移行領域」と呼ばれる部位です。

この部分が肥大すると、尿道が圧迫されて狭まり、頻尿や残尿感（Q19を参照）、排尿困難などの尿トラブルを発症します。いずれもQOL（生活の質）に影響を及ぼし、症状が進行すれば深刻な事態にもなりかねません。早期の対処が必要です。

ちなみに、前立腺が肥大しても、尿トラブルなど悩みの症状がなければ、前立腺肥大症とはいいません。

（髙橋　悟）

前立腺と膀胱や尿道との位置関係

膀胱のすぐ下、尿道の根もと部分をぐるっと取り囲んでいるのが前立腺。

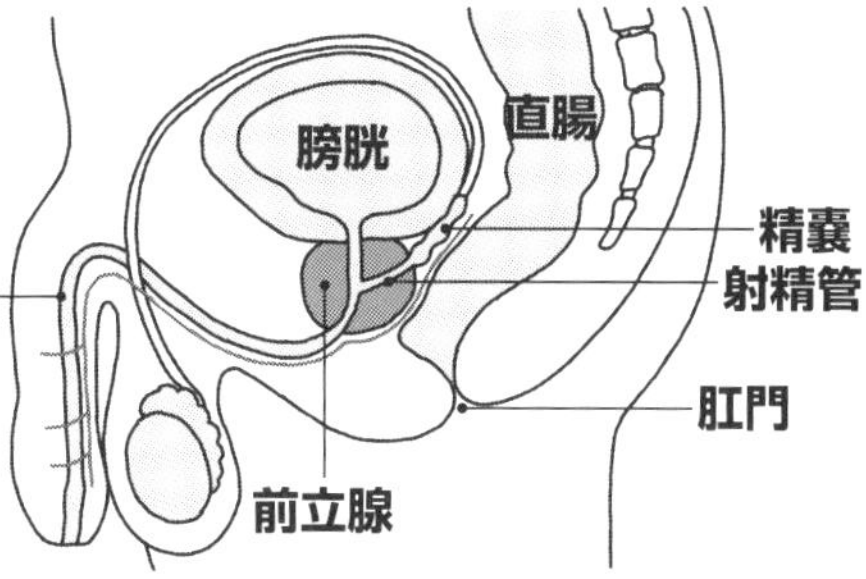

前立腺肥大のしくみ

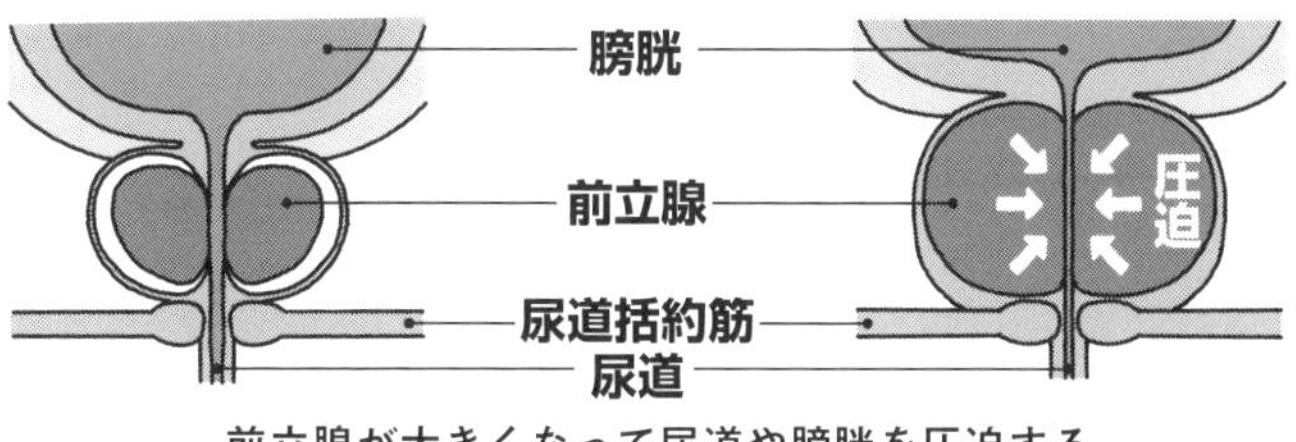

前立腺が大きくなって尿道や膀胱を圧迫する。
これがさまざまな尿トラブルを招く原因となる。

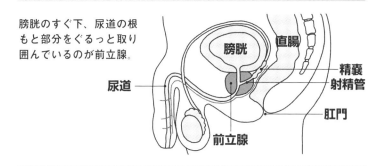

男性

Q34 病院で問診に使う「前立腺肥大チェック票」とは、どんな票ですか？

前立腺《ぜんりつせん》肥大症による排尿のトラブルが疑われる場合、まず最初に問診が行われます。そのさい、国際前立腺症状スコア（IPSS）という、いわばチェック票のようなものが用いられます。問診の内容は、最近1カ月間の尿の勢いや残尿感など、排尿にかかわる症状を具体的にたずねるものです。症状の頻度によって0〜5点の点数（スコア）をつけていきます。7項目の合計点により軽症（0〜7点）、中等症（8〜19点）、重症（20〜35点）に分類します。

その結果、排尿にかかわる障害が前立腺肥大によるものなのか、症状が軽症か重症かを確認します。つらさを客観的にとらえられるので、QOL（生活の質）への影響を判定する材料にもなります。また、治療の選択の判断や、治療中の患者さんに対する治療効果の評価にも使われます。医療機関によっては、QOLスコア（IPSS-QOL）という排尿状態に対する患者さんの満足度を「とても満足」から「とてもいやだ」までの7段階で評価する問診を加えることもあります。

（髙橋　悟）

国際前立腺症状スコア（IPSS）

どれくらいの割合で次のような症状がありましたか	全くない	5回に1回より少ない	2回に1回より少ない	2回に1回くらい	2回に1回より多い	ほとんどいつも	スコア
この1カ月の間に、尿をしたあとにまだ尿が残っている感じがありましたか	0	1	2	3	4	5	
この1カ月の間に、尿をしてから2時間以内にもう一度しなくてはならないことがありましたか	0	1	2	3	4	5	
この1カ月の間に、尿をしている間に尿が何度もとぎれることがありましたか	0	1	2	3	4	5	
この1カ月の間に、尿を我慢するのが難しいことがありましたか	0	1	2	3	4	5	
この1カ月の間に、尿の勢いが弱いことがありましたか	0	1	2	3	4	5	
この1カ月の間に、排尿しはじめるときにおなかに力を入れることがありましたか	0	1	2	3	4	5	
この1カ月の間に、夜寝てから朝起きるまでに、何回尿をするために起きましたか	0回	1回	2回	3回	4回	5回	
	0	1	2	3	4	5	

IPSS	合計 点

IPSS重症度	軽症（0～7点）	中等症（8～19点）	重症（20～35点）

さまざまな症状をもとに、この1カ月間の排尿状態を評価していく。前立腺肥大症による尿トラブルかを判定するとともに、重症度の判断や治療の指針などにも使われる。

出典：「男性下部尿路症状・前立腺肥大症診療ガイドライン」を改変

男性

Q35

前立腺が肥大する原因はなんですか？

前立腺《ぜんりつせん》が肥大する原因は、正確にはまだ解明されていません。しかし、大きな要因の一つとして、加齢との関連が指摘されています。

肥大するのは前立腺の移行領域と呼ばれる部位ですが、この部分の細胞が加齢とともに増殖することで肥大につながるのです。

もう一つ、ホルモンバランスの乱れも、大きな要因と見られています。

前立腺と深くかかわるテストステロンという男性ホルモンは、10代の思春期に分泌《ぶんぴつ》が盛んになりますが、年齢を重ねるごとに分泌量は減っていきます。その結果、体内の男性ホルモンと女性ホルモンのバランスがくずれ、前立腺の肥大を招くとされます（男性の体内でも少量の女性ホルモンが分泌されている）。

ほかにも遺伝や食生活、肥満かどうか、運動習慣の有無などが、前立腺の肥大に関連しているといわれています。また、肥満や高血糖で血糖値を下げる働きのインスリンが血中に大量に増える「高インスリン血症」になると、前立腺肥大のリスクが高まる、という指摘もあります。

（髙橋　悟）

男性

Q36 進行すると起こる「尿閉」とはなんですか？

前立腺《ぜんりつせん》肥大症は、症状の現れ方により三つの進行度に分けられます。第1期の膀胱《ぼうこう》刺激期（刺激症状期）は、尿道などが圧迫されつづけることで頻尿や尿意切迫感（Q13を参照）、夜間頻尿といった症状が引き起こされます。

さらに病気が進行すると、第2期の残尿期（残尿発生期）に入ります。中等度まで肥大した前立腺が、尿道へのプレッシャーをさらに強め、頻尿や排尿困難、そして残尿感が起こります。

そして最も進行した第3期の尿閉期には、尿が出なくなる症状（尿閉）が慢性的に見られるようになります。多くの人は少量の排尿はなんとかできるものの、膀胱を完全に空っぽにすることができず、尿勢低下や残尿感が強く現れることがあります。

場合によって排尿が全くできなくなると、尿がたまって膀胱が拡張し、下腹部に激痛が現れることもあります。第3期までくると、腎《じん》機能の低下をはじめ、重大な合併症を起こす場合もあります。尿閉の兆候が見られた場合は、かかりつけ医や医療機関をすぐに受診してください。

（近藤幸尋）

男性

Q37

前立腺肥大になりやすい人はどんな人ですか？

男性は誰でも年齢を重ねると、中年期（特に50代前後）から前立腺《ぜんりつせん》が肥大します。前立腺が肥大すると尿道が圧迫され、尿が出しにくくなります。すると残尿が増えるのでトイレへ行く回数が増え、頻尿や尿もれなどの尿トラブルを招きます。これが前立腺肥大症の一般的な症状です。

ところが膀胱《ぼうこう》が収縮する力や、尿を出そうとする腹圧が強ければ、前立腺が肥大しても排尿障害を起こしません。つまり、前立腺の肥大が必ずしも尿トラブル（前立腺肥大症）につながる、というわけではないのです。

肥満や高血圧、高血糖、脂質異常症がある人は、前立腺肥大症が起こるリスクが高いといわれていますが、前立腺が肥大する原因はまだ解明されていません。要因の一つとして加齢によって、テストステロンという男性ホルモンの分泌《ぶんぴつ》量の減少が関与しているようです。男性の体内にも女性ホルモンが分泌されていますが、男性ホルモンが減ることで、性ホルモンのバランスがくずれて微妙な環境変化が起こり前立腺肥大を誘因すると考えられています。

（近藤幸尋）

Q38 尿路結石で頻尿になるというのは本当ですか？

尿は腎臓《じんぞう》で作られ、尿管を通って膀胱《ぼうこう》にためられ、やがて尿道から体外へ排出されます。こうした尿の通る通路を尿路といいます。この尿路に結石ができる病気が尿路結石症です。結石とは、尿の成分がなんらかの原因で結晶化して固まったものです。

結石のある場所によって腎結石、尿管結石、膀胱結石、尿道結石などと呼ばれます。特に多いのは、尿管に結石がつまる尿管結石です。尿管結石では、背中やわき腹の急な激しい痛みや血尿、吐きけなどの症状が現れます。

結石が膀胱の近くまで下りてくると、結石によって膀胱が刺激され、頻尿や残尿感といった症状が起きることがあります。また、不意に尿意をもよおす尿意切迫感（Q13を参照）や排尿痛が現れることもあります。

このように頻尿や残尿感など、尿のトラブルの陰に意外な病気が隠れていることもあります。特にシニア世代では、このほかにも細菌性の膀胱炎、膀胱がんなどの病気が進行している場合もあります。排尿について気になる症状がある人は、早めにかかりつけ医や泌《ひ》尿器科《にょうきか》などを受診することが大切です。

（髙橋　悟）

女性

Q39 女性の尿もれの重大原因「骨盤臓器脱」とはなんですか？

骨盤内にある子宮や膀胱《ぼうこう》、直腸は、骨盤の底にある骨盤底筋によって支えられ、機能しています。しかし、出産や加齢によって骨盤底筋には徐々にゆるみが生じてきます（Q20を参照）。

そうすると膀胱や子宮、直腸がだんだんと垂れ下がり、ひどい場合は膣《ちつ》から臓器が突出することがあります。こうした症状を総称して骨盤臓器脱と呼んでいます。

症状のある臓器によって呼び方が違い、膀胱が膣より突出した場合を「膀胱瘤《りゅう》」、子宮が膣より突出した場合を「子宮脱」、直腸が膣より突出した場合を「直腸瘤」と呼びます。

自覚症状は股間《こかん》に違和感がある、膣からピンポン玉のようなものが出る、といったものが多く、その後に頻尿や尿失禁、排尿困難や排便困難などが現れる場合があります。尿トラブルが起きるのは、垂れ下がってきた臓器に尿道が圧迫されるためです。

また、最も患者さんの多い膀胱瘤の場合は、頻尿や残尿感のほか、腹圧性尿失禁

（Q12を参照）を合併していることもあります。

ちなみに、肥満や便秘の人のほか、毎日重い物を持たなければならない人は、腹圧が上昇して骨盤底筋に大きな負荷をかけることになり、骨盤臓器脱を引き起こすリスクが高くなります。ぜひ、注意してください。

（髙橋　悟）

骨盤臓器脱には種類がある

正常な状態

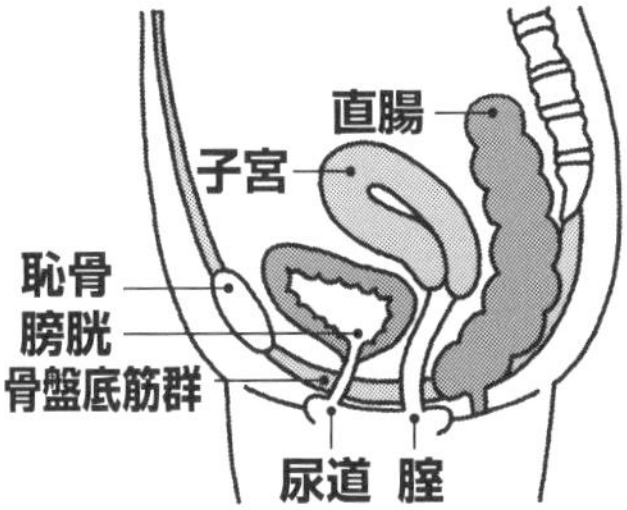

各臓器が骨盤底筋にしっかり支えられ正常な位置で安定している。

膀胱瘤

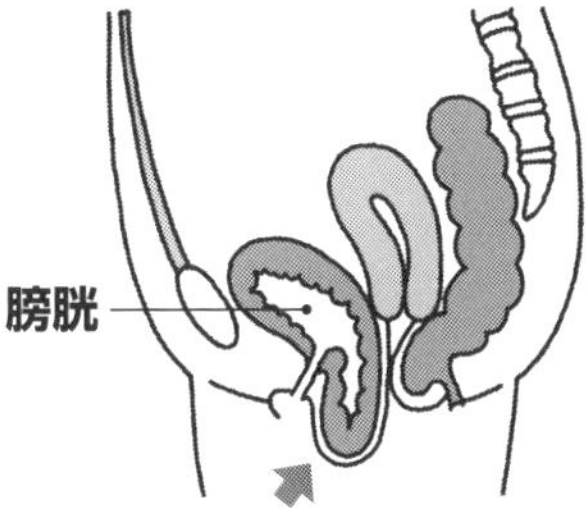

膀胱が腟の近くまで下がる。座位では卵の上に座っている感覚や残尿感などの症状がある。

子宮脱

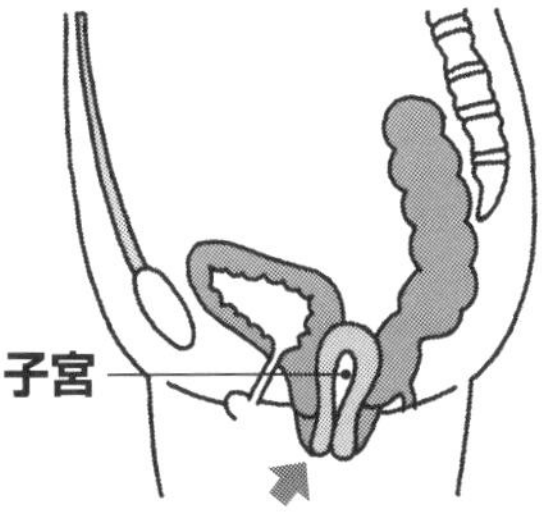

子宮が下がり、腟から外に飛び出している。膀胱瘤に続いて多い骨盤臓器脱。症状は下腹部の違和感や腟からの出血、かゆみなど。

直腸瘤

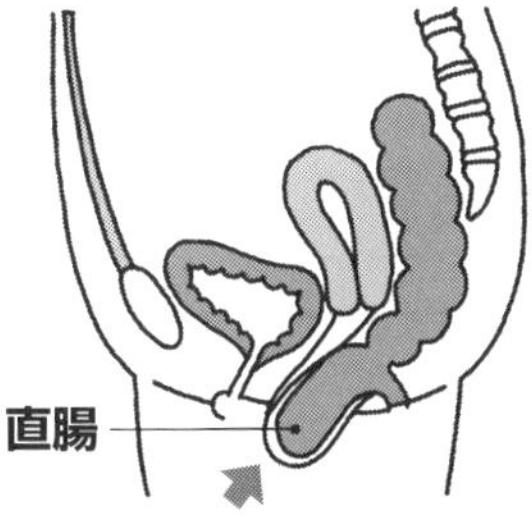

直腸が腟から外へ飛び出している。下腹部の違和感や便秘、便失禁などの症状が起きることがある。

Q 40
頻尿に加えて排尿時の痛みも起こる「急性膀胱炎」とはどんな病気？

頻尿の症状に加えて、排尿時の痛みがあるときは、急性膀胱炎《ぼうこうえん》が疑われます。急性膀胱炎は大腸菌などの細菌が尿道から膀胱へ侵入し、繁殖した細菌が膀胱の粘膜に炎症を起こす病気です。

排尿時に差し込むような痛みが出て、排尿の終わりに尿道に不快な痛み（排尿終末時痛）を感じるのが特徴です。

女性は男性よりも尿道が短いために急性膀胱炎になりやすく、基礎疾患《しっかん》がなくても、体調不良や排尿を我慢することで発症する場合があります。症状は前述したものに加えて、残尿感や血尿が現れることもあります。膀胱炎の治療には抗菌薬が用いられ、多くは3～4日の服用で症状が改善されます。

普段から尿量が少なかったり排尿を我慢したりすると、膀胱に尿がたまっている時間が長くなり、膀胱内で菌が繁殖しやすくなります。水分を多めに摂取することや、外出時などは前もって排尿を済ませる習慣をつけておきましょう。

（髙橋　悟）

Q41 急性膀胱炎の頻尿と似た症状を招く「間質性膀胱炎」とはどんな病気ですか？

間質性膀胱炎《かんしつせいぼうこうえん》とは、なんらかの原因で膀胱の粘膜の表面を保護する部分が害され、炎症を起こす病気です。しつこい頻尿や下腹部痛など、細菌感染で起こる急性膀胱炎（Q40を参照）と症状がよく似ていますが、全く別のものです。特に40歳以上の女性に多く見られますが、男性や子供にも発症し、近年は患者数も増加傾向にあります。

典型的な症状は、尿がたまると膀胱に痛みを感じることです。また、膀胱炎が治りにくく、残尿感などに悩まされる場合もあります。進行すると膀胱が萎縮《いしゅく》して小さくなり、尿をためる能力が下がります。

症状から、医療機関で急性膀胱炎と診断され、抗生剤を処方されるケースが少なくありません。しかし、急性膀胱炎のように細菌性のものではないため、薬の効果は期待できません。間質性膀胱炎が疑われる場合は、内視鏡検査をおすすめします。治療には萎縮した膀胱を広げる「膀胱水圧拡張術」や薬物療法、食事療法、膀胱訓練（Q107を参照）などがあります。

（髙橋　悟）

Q42 脊柱管狭窄症や頚椎症でも頻尿や尿もれを招くと聞きましたが本当ですか？

脊柱管《せきちゅうかん》は背骨の中心部にある空洞部分で、ここを脊髄《せきずい》や神経、血管が通っています。腰椎《ようつい》と呼ばれる腰部の背骨には馬尾《ばび》神経が通っていますが、これがなんらかの原因で圧迫（狭窄《きょうさく》）されることで、腰部脊柱管狭窄症を発症します。

馬尾神経には脳からの命令を膀胱《ぼうこう》や直腸に伝える働きがありますが、圧迫によって命令の伝達に障害が起きると、頻尿や尿もれなどが起こりやすくなります。

頚椎《けいつい》は首の部分にある背骨で、脊髄とそこから枝分かれして腕や手に伸びる神経根が頚部脊柱管の中を通っています。背骨を構成している一つひとつの骨は椎骨《ついこつ》と呼ばれますが、こうした椎骨などが加齢などによって変形すると、徐々に脊柱管が狭まり、脊髄や神経根を圧迫することで頚椎症を発症します。手や首まわりのしびれや痛み、運動障害や排尿・排便障害などが主な症状です。また、頚椎症は過活動膀胱（Q28を参照）の原因となる場合もあり、こちらも頻尿や尿もれを招く要因になります。

（髙橋　悟）

Q43 糖尿病が原因で頻尿になるのは本当ですか？

糖尿病の患者さんは、血液中にいつも大量の糖が流れています。本来なら血液中の糖はインスリンというホルモンによって細胞へ届けられ、一定の量を保っています。しかし、インスリンが不足していたり、本来の働きを失っていたりすると、いつまでも血液中に糖が多く残ってしまうのです。

高血糖になると体は、多量の糖を尿として排出しようとするため多尿になります。尿量が多くなれば、必然とトイレに行く回数が増えて頻尿となります。

また、高血糖の血液は浸透圧が高いため、まわりの組織から水分を血管内に引き寄せ、糖の濃度を薄めようとします。こうして多くの水分が集められることで、体内は一種の脱水状態となり、のどが渇きやすくなるのです。その結果、水分を多量にとるために多尿となり、頻尿が起こります。「多尿が原因で頻尿になる」のが、糖尿病の患者さんの特徴的な症状です。

ほかにも、糖尿病による末梢《まつしょう》神経のマヒから、尿がチョロチョロもれる溢流《いつりゅう》性《せい》尿失禁を招くこともあります。

（近藤幸尋）

Q44 頻尿や尿もれが膀胱がんや腎炎で起こる場合があるとは本当ですか？

膀胱《ぼうこう》がんは膀胱の内側の粘膜に腫瘍《しゅよう》ができ、進行することで外側の筋肉にまで及びます。腫瘍ができることで、膀胱の壁に炎症が起きているような状態になり、膀胱の膨張が妨げられます。そのため膀胱内に尿をためにくくなり、頻尿などの症状が現れます。よく見られる症状は赤色や茶色の血尿で、これは腫瘍からの出血を示していきます。ほかにも残尿感や排尿時の痛みが出ることもあります。

一方、腎炎《じんえん》は腎臓炎ともいい、腎臓に炎症が起きる病気の総称です。病状などから急性腎炎や慢性腎炎、腎盂腎炎《じんうじんえん》などに大きく分けられます。このうち腎盂腎炎には、膀胱炎を伴うことが多いために頻尿や残尿感、血尿などの症状が現れることがあります。腎盂は腎臓と尿管の接続部で、ここから起こった感染症を腎盂腎炎といいます。

以上のように、尿トラブルの後ろに重篤《じゅうとく》な病気が隠れている可能性もあります。恥ずかしいからと躊躇《ちゅうちょ》したり、年齢のせいにしたりせず、気になる症状がある人は、医療機関で必ず診察を受けてください。

（髙橋　悟）

第3章

検査・診察・診断についての疑問17

Q45 頻尿や尿もれは何科に行くべきですか？

日常生活に支障をきたすような頻尿や尿もれは、すぐに医療機関を受診すべきですが、何科へ行くべきか迷う人も多いでしょう。最も一般的なのは、尿にかかわる器官を専門に治療する泌《ひ》尿器《にょうき》科です。ただ、前立腺《ぜんりつせん》などの男性の生殖器も専門としているので、男性が受診するイメージが強く、女性は敬遠しがちです。でもそれは間違いで、泌尿器については男女共通です。女性が受診しても全く問題はありません。近年は尿トラブルで悩む女性が多いので、泌尿器科を訪れる女性もたくさんいます。

また、最近では、女性のみを対象にした「女性泌尿器科」や「*ウロギネセンター（ウロギネ外来）」と呼ばれる科があります。これらは、婦人科と泌尿器科の両方にくわしい専門医が診察するので、女性にとってあらゆる点で安心して受診できるといえます。しかし、こういった科はまだ新しく、併設している医療機関は多くはありません。もし近くにない場合は、まずは婦人科を訪れてみてもいいでしょう。「尿失禁外来」がある婦人科なら、積極的に尿トラブルを治療しています。**受診の前に「尿失禁外来」または「*コンチネンス外来」があるかどうかを確認してください。**

＊ウロギネとは泌尿器科、コンチネンスとは排尿や排便が正常な状態をいう。

大きな病院でなくても、女性特有の疾患《しっかん》を専門に診《み》る「レディースクリニック」も増えています。頻尿や尿もれなどの排尿障害も、女性に多い症状として治療対象にしているところも多いので、探してみるといいでしょう。

　重要なのは、尿トラブルの治療を専門としているかどうかです。電話で問い合わせたり、インターネットで情報収集したり、事前に調べてから受診しましょう。

（髙橋　悟）

医療機関の探し方

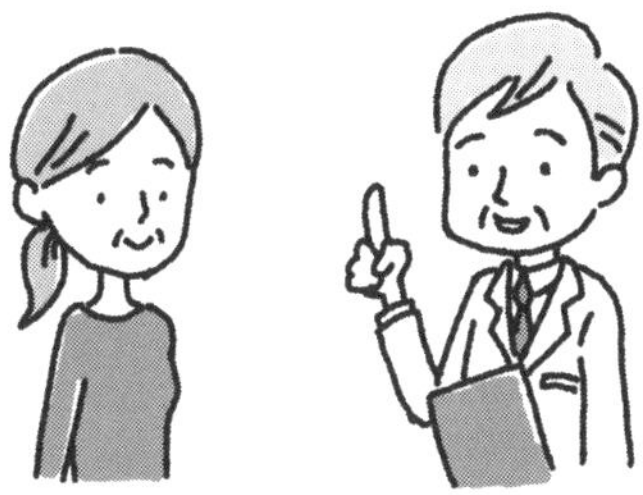

・かかりつけ医に紹介してもらう

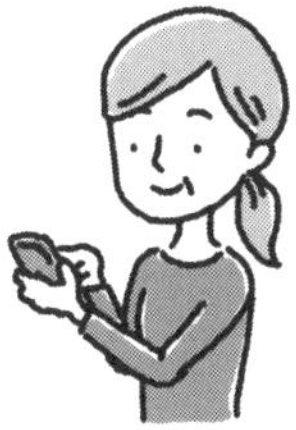

・雑誌やインターネットで情報を集める

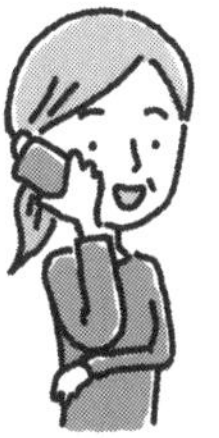

・頻尿や尿もれの治療を積極的にっているかをあらかじめ電話で確認する

Q46
診断や治療は近所のクリニックでも大丈夫？大学病院に行くべき？

頻尿や尿もれの診断・治療には、初めから大学病院などの大きな病院へ行く必要はありません。近くにあるクリニックで十分対応できます。

ただし、泌尿器科《ひにょうき》のあるクリニックに行くようにしましょう。泌尿器科医は尿の産生から排泄《はいせつ》までのしくみを熟知し、膀胱《ぼうこう》などの器官で発症する病気を診断・治療する専門家です。尿トラブルについても最善の方法で治療してくれるでしょう。

とはいえ、初めて訪れるクリニックで、失禁などの相談をするのは恥ずかしいと思う人もいるはずです。そうした人は、もしほかの病気で通っているかかりつけの医師がいたら、初めはその医師に相談するといいでしょう。軽症の場合は、かかりつけの内科医でも治療は可能です。また、もし必要なら、病歴を踏まえたうえで適切な専門医や医療機関を紹介してくれるでしょう。

かかりつけの医師がいない場合は、住んでいる地域の泌尿器科を調べて訪れてみましょう。まずは受診することが、治療の第一歩です。

（髙橋　悟）

Q 47 医療機関に行く前に準備すべきことはありますか？

受診前にできるだけやっておくといいことがいくつかあります。

まず、頻尿や尿もれはどんな病気の可能性があるか、またどんな検査や治療法があるか、あらかじめ調べておくといいでしょう。医師から説明されたときに理解しやすくなり、安心して診察が受けられます。また、診察時に正確に症状を伝えるため、自覚症状をメモしておくのもおすすめです。時間があれば、排尿日誌（Q105・Q106を参照）をつけておくようにしましょう。**尿トラブルは薬の副作用や病気の後遺症でも起こるので、お薬手帳や病歴のメモも用意しておいてください。**

また、泌尿器科《ひにょうき》では必ず採尿を行います。このとき、ビタミンCのサプリメントを摂取していると、尿潜血検査が正確に判定できなくなるので、受診の前日と当日は摂取を控えてください。さらに、確実に尿をとれるよう、なるべく受診の2時間前から排尿はしないようにしましょう。尿に分泌物《ぶんぴつ》や異物が混入するのを防ぐため、陰部《いんぶ》を清潔にしておくことも大切です。

（髙橋　悟）

Q48 診察や検査に行くときはどんな服装で行くのがよいですか？

診察のさいは診察台に上がって視診と内診を行うので、スムーズに着脱できる服装が理想的です。

腹部を触診するので、上下分かれた服がいいでしょう。女性は、ワンピースやジャンパースカートなどはさけてください。さらに、タイトスカートやズボンもＮＧです。できれば、丈が長めのフレアスカートやギャザースカートを着用しましょう。また、着脱しにくい補正下着やコルセットは外して受診してください。

足もとにも注意が必要です。女性も靴下を着用して、パンティストッキングやタイツは履かないようにしましょう。靴も脱ぎやすいタイプのものがベストです。着脱に時間のかかるブーツなどはさけるようにしましょう。

細かいことですが、少し服装に気をつけるだけで診察や検査がスムーズになり、気持ちよく受診することができます。**診察や検査が滞りなく進むよう、服装も準備しておくのが賢明です。**

（髙橋　悟）

Q49 【女性編】検査当日の流れを教えてください。

検査の前に、まず問診（Q50を参照）と診察を行います。ただ、尿検査は初診時は必須《ひっす》なので、採尿は通常問診や診察の前に行います。単純な過活動膀胱《ぼうこう》や急性膀胱炎では、尿検査と問診だけで済むこともあります。

診察は初めに腹部を触診し、便秘や内臓脂肪の有無をチェックします。次に、内診台に上がってもらい、視診と内診をします。外陰部の尿道口や膣《ちつ》口などを確認し、炎症や尿失禁の原因となる骨盤臓器脱（Q39を参照）がないかを診《み》ます。このとき、骨盤底のゆるみや尿道の締まり具合なども調べます。

その後、エコー（超音波検査）で腹部の内部を調べ、膀胱内の残尿量を測定したり、腎臓《じんぞう》の状態をチェックしたり、結石やがんの有無も確認します。初診の場合、この程度の体に負担のかからない診察と検査で終わりますが、**場合によってはさらにくわしい検査を行います。**2回め以降の受診で、せきテスト（Q53を参照）やpad《パッド》テスト（Q55を参照）、チェーン膀胱尿道造影検査（Q54を参照）、尿流動態検査（Q56を参照）などを必要に応じて実施し、治療方針を決めていきます。

（髙橋　悟）

Q50 【女性編】受診時はどんなことを聞かれますか？

「問診」といって、症状についてはもちろんのこと、過去の病歴や治療歴、出産歴など、さまざまなことを聞かれます。問診の前に「問診票」や、尿失禁の症状にかんする「尿失禁症状・ＱＯＬ質問票」、「過活動膀胱《ぼうこう》症状スコア」、「主要下部尿路症状スコア」などに記入します。問診は基本的に、問診票をはじめこれらの質問票をもとに行います。

実は、この問診だけでもおおよその診断がつきます。例えば、最近、急に尿もれが始まったのなら、なんらかの疾患《しっかん》の可能性があり、長期にわたるものなら慢性的な排尿障害が考えられます。「どのようなときにもれるか」からは尿失禁のタイプがわかり、「尿もれの頻度」からは重症度がわかります。また、尿もれの大きな原因である骨盤底筋の衰えについては、生理や出産経験の有無から推測できます。

そのほか、服用中の薬についても聞かれるので、お薬手帳を持参するなどして正確に伝えられるようにしておきましょう。あまり知られていませんが、薬が原因で尿トラブルに見舞われることも意外と多いのです。また、もし排尿日誌（Ｑ１０５・

106を参照）があれば、重要な手がかりになるので問診のさいに渡しましょう。その場合、排尿日誌は2～3日間つけていれば大丈夫です。

頻尿・尿もれは、QOL（生活の質）が損なわれることが一番の問題です。軽症であっても、本人が耐えられないほど不快に感じるなら、積極的に治療すべきです。（髙橋　悟）

主要症状質問票（例）

●この1週間の状態に当てはまる回答を1つ選び○をつけましょう

何回くらい，尿をしましたか					
1	朝起きてから寝るまで	0 7回以下	1 8～9回	2 10～14回	3 15回以上
2	夜寝ている間	0 0回	0 1回	0 2～3回	0 4回以上

以下の症状が，どれくらいの頻度でありましたか		なし	たまに	時々	いつも
3	我慢できないくらい尿がしたくなる	0	1	2	3
4	我慢できずに尿がもれる	0	1	2	3
5	せき・くしゃみ・運動のとき尿がもれる	0	1	2	3
6	尿の勢いが弱い	0	1	2	3
7	尿をするときにおなかに力を入れる	0	1	2	3
8	残尿感がある	0	1	2	3
9	膀胱（下腹部）に痛みがある	0	1	2	3
10	尿道に痛みがある	0	1	2	3

●1～10のうち困る症状を 3 つ以内で 選んで○をつけてください

1	2	3	4	5	6	7	8	9	10	0 該当なし

●上で選んだ症状のうち最も困る症状の番号に○をつけてください

1	2	3	4	5	6	7	8	9	10	0 該当なし

●現在の排尿の状態がこのまま続くとしたらどう思いますか?

0	1	2	3	4	5	6
とても満足	満足	やや満足	どちらでもない	気が重い	いやだ	とてもいやだ

注：この主要症状質問票は、主要下部尿路症状スコア（CLSS）質問票（10症状に関する質問）に、困る症状と全般的な満足度の質問を加えたものである

出典：女性下部尿路症状診療ガイドライン［第2版］を改変

Q51 尿検査では中間尿をとるのがいいと聞きますが、中間尿とはなんですか？

中間尿とは、出はじめの尿は捨てて、途中の分だけを採取した尿のことです。なぜこんなとり方をするかというと、出はじめの尿には尿道口の周辺に付着した細菌や、腟《ちつ》内の分泌《ぶんぴつ》物、不純物が混じってしまうからです。これは男性も同様で、異物混入を防ぐため中間尿をとることが推奨されています。少々めんどうですが、正しく尿検査をするために、次のような手順で中間尿を採取するようにしましょう。

①出はじめの尿は、採尿カップにとらないで、そのまま流す。

②いったん排尿をやめて、その間に採尿カップを当て、50ミリリットル《ミリリットル》ほど尿を採取する。

③尿をすべて出し切らないうちに採尿カップを外し、残りはトイレに流す。

きちんと中間尿をとるには、ある程度の尿量が必要です。尿検査前の1～2時間は、なるべくトイレに行かないようにして、尿をためておくようにしましょう。また、生理のときは尿潜血反応が陽性になってしまうので、その旨を伝えるか、生理が終了してから検査を行うようにしましょう。

（高橋　悟）

Q52 尿検査では何がわかりますか？

尿トラブルがある場合は、尿検査は必ず行われる基本の検査です。非常に有効な検査で、過活動膀胱《ぼうこう》（Q28を参照）などによる慢性的な尿もれなのか、それともなんらかの病気が潜んでいるのか、ある程度推測できるようになります。

まず、尿の中に潜血（血尿）があるかどうか、尿たんぱくが出ているかどうかを見ます。尿たんぱくに陽性反応がある場合は、炎症や感染症の疑いがあります。さらに顕微鏡で採取した尿を観察し、白血球や細菌が見られるか、病原菌は何かをチェックします。頻尿や尿もれの原因は、膀胱炎などの尿路感染症であることも多く、尿検査でそれを明らかにすることができます。

潜血は尿路感染症でも確認されますが、尿管結石や泌《ひ》尿器《にょうき》系のがんの場合でも見られます。また、尿たんぱくが異常に増加している場合は、腎《じん》機能が低下している可能性もあります。それぞれのケースに合わせてさらにくわしく検査を進めることで、尿検査から思わぬ疾患《しっかん》が見つかることもあるのです。

ほかにも、尿糖が出ているかどうかで、糖尿病かどうかがチェックできます。尿糖とは、尿に含まれるブドウ糖のことで、通常は血液中にありますが、糖尿病で増えると尿にもれ出てしまうのです。また、ウロビリノーゲンやビリルビンといった物質の有無で、肝臓に異常がないかどうかもわかってきます。

このように、尿検査からは多くの情報を得られます。病気の早期発見にもつながるので、特に泌尿器にトラブルを抱える人は、定期的に検査してもいいでしょう。

（髙橋　悟）

尿検査でわかること

検査で現れた異常	疑いのある病気など
尿たんぱくが出ている	腎機能低下の恐れ 炎症や感染症の恐れ
尿糖が出ている	糖尿病の恐れ
白血球が見つかった	尿路感染症の疑いがある
ビリルビン尿が出た	肝臓や胆のうの病気の可能性
赤血球が見つかった	尿管結石やがんの恐れ
細菌が見つかった	白血球も増加している場合は、 膀胱炎、尿道炎など 尿路感染症の疑いがある

Q53 【女性編】内診台の上でわざとせきをする検査では、何がわかりますか？

「ストレステスト」とも呼ばれ、腹圧性尿失禁（Q12を参照）かどうかを調べる検査です。腹圧性尿失禁の人は、おなかに力が入った瞬間にもれてしまいます。この検査では、わざとせきをして同様の状況を作り、もれるかどうかを確認します。

この検査では、あらかじめトイレに行くのを控えて尿をためておき、次のような手順で行います。

①膀胱《ぼうこう》に尿が十分たまった状態で、内診台に横になる。
②リラックスした状態で、大きく1回せきをする。

「せきをした瞬間に尿がもれる」なおかつ「もれが少量ですぐに止まる」場合は、腹圧性尿失禁であると考えられます。反対に、「排尿のように勢いよく出る」場合は、切迫性尿失禁（Q13を参照）の可能性があります。

そのほか、もれる量や、どのくらいのせきの強さでもれるかなども確認することができるため、重症度も判定できます。

（髙橋　悟）

Q54 【女性編】膀胱造影検査とはどんな検査ですか？

膀胱《ぼうこう》造影検査とは、膀胱にカテーテル（細い管）を挿入して造影剤を入れ、レントゲンで膀胱内を撮影する検査です。男性の場合は、前立腺《ぜんりつせん》の摘出手術などのあとに、縫合箇所から尿がもれ出していないかを確認するときに行います。

一方、女性の場合は腹圧性尿失禁（Q12を参照）の疑いがあるとき、膀胱や尿道が正しい位置にあるかどうかをチェックするために行います。もし膀胱や尿道が正しい位置になければ、骨盤底がゆるんで尿失禁が起こりやすくなっていると考えられます。この検査では、尿道の位置を確認することが重要ですが、尿道はレントゲンに写らないため、細いチェーンを尿道のカテーテルに挿入して撮影します。これを「チェーン膀胱尿道造影」といいます。

所要時間は30分程度で、次のような手順で行われます。

①尿道から膀胱にカテーテルを差し込み、造影剤といっしょにチェーンを挿入する。
②立った状態で、正面と側面からレントゲン撮影をする。
③②の状態のまま、今度は腹圧をかけて②と同様に正面と側面から撮影する。

この結果、膀胱の後ろ側から尿道にかけての角度がわかります。角度が90〜１００度なら正常、１００度以上なら、骨盤底がゆるんで膀胱と尿道を正常な位置に保てなくなっているということです。

さらに、横になったとき、立ったとき、または腹圧をかけたとき、腹圧をかけていないときでも角度は変わってきます。通常、腹圧性尿失禁の人なら、腹圧をかけたときに角度がいっそう広がるので、その点についてもこの検査で確認できます。

（髙橋　悟）

膀胱造影検査の手順

①
尿道から膀胱にカテーテルを差し込み、造影剤とチェーンをいっしょに入れる

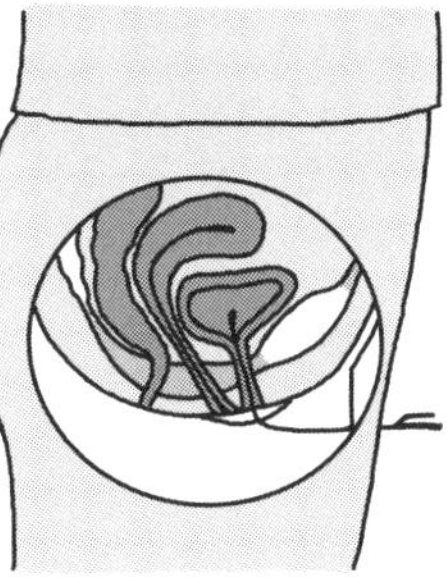

②
レントゲン撮影をする
（立っている状態）

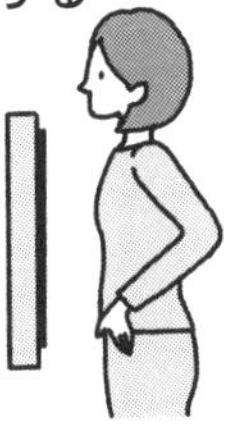

③
おなかに力を入れた状態で②と同様にレントゲン撮影をする

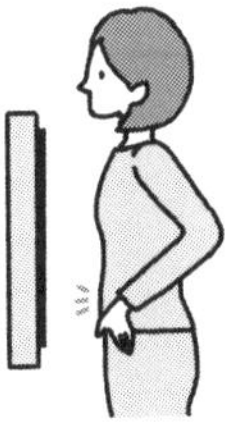

Q55 【女性編】padテストとはどんな検査ですか？

pad（パッド）テストは体を動かしているときに尿がもれる量を測定し、尿失禁の重症度を判定します。やり方さえわかれば、尿もれパッドを使って自宅でも簡易的に行えます。

テストの前に、いくつか用意しておくものがあります。尿もれ専用パッド、時計、量り（1グラム単位で量れるもの）、500ミリリットルの飲料水、500ミリリットルの計量カップ、ビニール袋、その他記入用紙と筆記用具を用意します。ビニール袋は、テスト後に尿もれパッドの重さを量るときに入れて使うので、あらかじめ尿もれパッド＋ビニール袋の重さを量っておきます。そして、テストの30分前にトイレを済ませておきましょう。

以上の準備が整ったら、次の手順でテストを行います。

①尿もれパッドを当てて、500ミリリットルの飲料水を飲み、15分間安静にする。
②30分間、外を歩く。
③イスに座ってから立つ、強くせき込む、大きく足踏みする、腰をかがめる、流水で手を洗うなど、さまざまな動作を決められた回数と時間だけ行う。

④60分後、尿もれパッドを外し、ビニール袋に入れて重さを量る。

この重さから、テスト前の尿もれパッド+ビニール袋の重さを差し引くと、もれた尿量がわかります。2・1〜5・0グラムは軽度、5・1〜10・0グラムは中等度、10・1〜50・0グラムは高度、50・1グラム以上は極めて高度と判定されます。また、テストの最後に、計量カップに排尿して尿量を量ります。これが200ミリリットル未満の場合は、別の日に再検査をします。

（高橋　悟）

1時間パッドテストの手順

1時間パッドテスト　　＿＿年＿＿月＿＿日

→0分	開始　午前・午後　時　分 パッド装着　500ミリリットルの水を15分以内で飲み終える　イスまたはベッド上で安静	
→15分	歩行を30分間続ける	
→45分	階段の上り下り　1階分	1回
	イスに座る、立ち上がる	10回
	強くせき込む	10回
	1カ所を走り回る	1分間
	床上の物を腰をかがめて拾う	5回
	流水で手を洗う	1分間
→60分	終了	
	開始前のパッドの重量　A=	グラム
	終了後のパッドの重量　B=	グラム
	失禁量 B−A=	グラム

判定		
	2グラム以下	尿禁制あり
	2.1〜5.0グラム	軽度
	5.1〜10.0グラム	中等度
	10.1〜50.0グラム	高度
	50.1グラム以上	極めて高度

Q56 【女性編】尿流動態検査とはどんな検査ですか？

「ウロダイナミクス検査」とも呼ばれ、膀胱《ぼうこう》に尿がたまった状態や、排尿している状態を観察して、膀胱の機能や働きを多角的に調べる検査です。尿トラブルは本人が感じている自覚症状と、実際の病状とが異なることが往々にしてあります。問診だけでは不十分なときは、この検査で客観的に膀胱の状態を確認する必要があるのです。通常は手術を予定している場合などに行います。

尿流動態検査には、尿の出方の勢いを測定する「尿流測定検査」、膀胱の収縮具合を見る「膀胱内圧測定検査（Q57を参照）」、尿道括約《かつやく》筋の能力を調べる「尿道内圧検査（Q58を参照）」、尿道括約筋と膀胱の連携と尿道括約筋の働きが正常かを調べる「尿道括約筋・筋電図検査」、排尿困難の原因を調べる「内圧尿流検査」、尿失禁の瞬間の状況を調べる「尿漏出時《にょうろうしゅつじ》圧《あつ》検査」など、いくつかの検査項目があり、必要に応じて受ける項目は変わってきます。人によって少々異なりますが、検査時間はだいたい60分程度です。

これらの検査は、尿もれの原因を突き止めるために必要ではありますが、膀胱に生理食塩水を入れたり、排尿を促されたりと、受ける人にとっては不快に感じる点があるのも事実です。不安を覚える人は、医師からしっかり説明してもらい、検査の必要性を十分に理解してから受けましょう。何も知らないままだと緊張してしまい、正確な結果が得られないこともあります。**あらかじめ知っておくことが安心感につながり、よりリラックスして検査に臨めるでしょう。**

また、検査は専門の知識と技術を持った医師や検査技士が行います。近年は検査機器の性能も向上しているので、その点においても安心して受けられます。

（髙橋　悟）

尿流動態（ウロダイナミクス）検査

尿流測定検査	専用のトイレに排尿し、尿の量や勢い、排尿時間を調べる検査
膀胱内圧測定検査	Q57を参照
尿道内圧検査	Q58を参照
尿道括約筋・筋電図検査	皮膚に電極を貼り、膀胱内にカテーテルで生理食塩水を注入し、排尿する検査。尿道括約筋の機能がわかる
内圧尿流検査	カテーテルを膀胱に挿入し、専用のトイレに排尿する。尿排出障害の原因が膀胱収縮の不良のためか、膀胱出口部の閉塞のためかを区別するために行われる
尿漏出時圧検査	膀胱に内圧測定器をつけたカテーテルを挿入し、せきをしてもらうなどで腹圧を上昇させ、尿がもれる瞬間の膀胱内圧を調べる検査。これにより腹圧性尿失禁の原因である尿道括約筋機能低下の程度がわかる

Q57 ［女性編］膀胱内圧測定検査とはどんな検査ですか？

「膀胱《ぼうこう》内圧測定」とは、膀胱の収縮機能が正常かどうかを調べる検査です。

検査は、検査を受ける人が尿意の強弱を伝えながら次のような手順で進みます。

①内圧測定器つきのカテーテル（管）を膀胱に挿入し、生理食塩水を注入する。

②尿意を感じた時点で、水の量を記録する。これを「初発尿意」といい、通常は150㍉㍑《ミリリットル》程度で尿意を感じはじめます。

③さらに注入しつづけ、尿意が我慢できないほど強くなった時点で、水の量を記録する。これを「最大尿意」といい、このときの水量が最大膀胱容量となります。

④指示にしたがって排尿をする。

正常な場合は、注入中は内圧が低く、排尿時のみ膀胱が収縮して内圧は高まります。ところが、切迫性尿失禁（Q14を参照）の人などは100〜150㍉㍑《ミリリットル》程度で内圧が高まります。逆に、溢流性《いつりゅうせい》尿失禁（Q17を参照）の人はいつまでも内圧が高まらず、したがって尿意が感じにくくなってしまいます。

（高橋　悟）

Q58 ［女性編］尿道内圧検査とはどんな検査ですか？

尿道の内圧を測定し、尿道括約筋《かつやく》（Q26を参照）の能力を調べる検査です。尿道括約筋が弱いと、尿道を十分に締められず、腹圧性尿失禁（Q12を参照）が起こりやすくなります。この検査は通常、膀胱《ぼうこう》内圧測定検査（Q57を参照）と同時に行われ、次のような手順で進められます。

圧力計つきのカテーテル（管）を膀胱に挿入し、膀胱内圧を測定します。次に、カテーテルをゆっくり引き抜きながら、膀胱から尿道全長の内圧を測定します。

通常、尿道全長の各部分の圧力が平均して安定していれば、尿道を締める機能が正常であると考えられます。

また、膀胱頚部《けいぶ》をカテーテルが通過すると尿道内圧が高まり、尿道括約筋に達したところで最大となります。これを「最大尿道内圧」といいます。この最大尿道内圧から膀胱内圧を差し引いたものを「最大尿道閉鎖圧」といい、この値が尿失禁をしないために必要な圧力とされています。つまり、最大尿道閉鎖圧が低いと尿道括約筋が弱く、尿失禁につながるということです。

（髙橋　悟）

Q 59 ［男性編］前立腺肥大を調べる直腸診とはなんですか？

直腸診とは、肛門《こうもん》から体内に入ってすぐの直腸内の壁ごしに前立腺《ぜんりつせん》に触れて、その状態をチェックする検査です。実際に触れることで、大きさや形、硬さなどがわかり、前立腺に関する重要な情報を得ることができます。前立腺肥大症だけでなく、前立腺がんの診断にも役立つため、尿トラブルがあり前立腺の疾患《しっかん》が疑われる場合によく行われる検査です。ただし、小さながんや奥にあるがんは見つけにくいので、血清PSA検査やエコー（超音波）検査なども行います。

健康な人の前立腺は、成人男性では重さが20g《グラム》ほどで栗の実くらいの大きさです。これよりも大きくなっていれば、前立腺肥大症が疑われます。また、前立腺肥大症だと、通常より弾力性がなくなり硬くなっていることが多く、前立腺がんの場合では、さらに石のような硬さにまでなります。形も左右対称ではなくなり、表面が凸凹《でこぼこ》して、全体的にごつごつと石のような手触りとなるのが前立腺がんの特徴です。

直腸は肛門のすぐ上に位置し、ちょうど前立腺の背側と接触しています。そのため、直腸に指を挿入するだけで、直腸を介して前立腺に触れることができます。**検査のさいには、医師は薄い手袋を着用し、ゼリー状の潤滑油を指先に塗って行うので、痛みはほとんどありません。**

また、検査時には、横向きに寝て、上側の片方のひざを抱える「側臥《そくが》位《い》」か、あおむけに寝て、両ひざを両手で抱える「仰臥《ぎょうが》位《い》」のどちらかの姿勢になります。肛門括約《かつやく》筋をゆるめた方がスムーズに挿入できるので、排便のときのように軽くいきむようにし、なるべく緊張せずリラックスした状態で検査を受けましょう。（高橋　悟）

直腸診とは

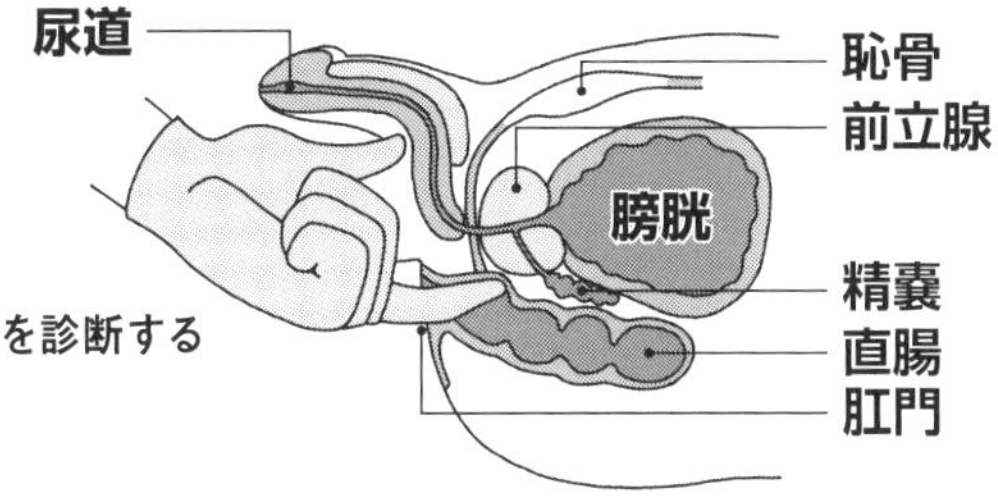

肛門から指を入れ、
前立腺の大きさや硬さを診断する

診断結果	正常	前立腺肥大症	前立腺がん
直腸診初見	中心溝	大きい場合は中心溝が消失	
大きさ	栗の実大	腫大（はれた状態）	栗の実大～腫大
形	左右均一	左右均一～左右不均一	左右均一～左右不均一
表面	平滑	平滑	凸凹
硬さ	弾性軟～硬	弾性硬	石・骨様硬
圧痛	なし	なし	なし

Q 60 【男性編】尿流測定検査と残尿測定検査についてくわしく教えてください。

尿流測定検査は尿が排出されるときの勢い（スピード）を測定する検査です。やり方は簡単で、測定装置がついた専用のトイレで排尿するだけです。ただし、正確に測定するためには、150ミリリットル以上の量を排尿する必要があるので、検査前はトイレに行くのを控えるようにしましょう。あとは自動的に測定され、平均尿流量（排尿量〈ミリリットル〉÷排尿時間〈秒〉）、最大尿流量、排尿量などが曲線グラフで示されます。

正常なら、最大尿流量は20〜30ミリリットル／秒（250〜400ミリリットルの尿を10〜30秒で排出）です。前立腺《ぜんりつせん》肥大症などによる排尿障害の場合は最大尿流量が低下し、15ミリリットル／秒以下で軽症、10ミリリットル／秒以下で中等症、5ミリリットル／秒以下で重症と診断されます。

排尿後、膀胱《ぼうこう》内の残尿量を調べるのが、残尿測定検査です。前立腺肥大症の場合は残尿量が増加し、残尿感が強いのが特徴です。多くの場合は負担の少ない超音波検査で調べます。残尿量の正常値は15ミリリットル以下、50ミリリットル以上が残尿ありとなります。100ミリリットル以上の場合は明らかに排尿障害があるといえます。

（髙橋　悟）

Q61 膀胱鏡検査とはどのような検査で何がわかりますか？

膀胱鏡《ぼうこう》検査は、内視鏡を使って行われます。尿検査をはじめ各種の検査で排尿障害の原因がわからない場合、膀胱がんや膀胱結石、尿路結石などが疑われる場合に実施されます。特に、血尿が出た場合なども、深刻な疾患《しっかん》が潜んでいる可能性があるので**膀胱鏡検査をおすすめします。**

以前は痛みを伴うものでしたが、現在は柔らかく極細のスコープが開発され、苦痛も大幅に軽減されました。事前の準備も必要なく、外来で行うことができます。

検査は次のような手順で行われます。

①検査前にトイレを済ませ、検査着に着替える。
②膀胱鏡用の検査台にあおむけに寝て、女性の場合は両足を少し開き、外尿道口を消毒する。
③尿道から内視鏡を挿入する。このとき、男性はゼリー状の麻酔薬を局所麻酔として使用する場合もある。

④膀胱に達したら生理食塩水を注入し、膀胱内を観察する。
⑤スコープを引き抜きながら、尿道も観察する。男性の場合は前《ぜん》立腺《りっせん》も観察する。

男性は5分程度、女性は尿道が短いため3分程度と短時間で終了します。

直接カメラで膀胱内を観察できるため、小さな病変や腫瘍《しゅよう》も発見できるのが一番のメリットです。また、膀胱だけでなく、尿道や前立腺も同時に観察でき、原因不明の間質性膀胱炎（Q41を参照）の診断などにも有効です。

（髙橋　悟）

膀胱鏡検査のやり方

尿道から内視鏡を挿入し、
膀胱内を観察する

〈男性〉

〈女性〉

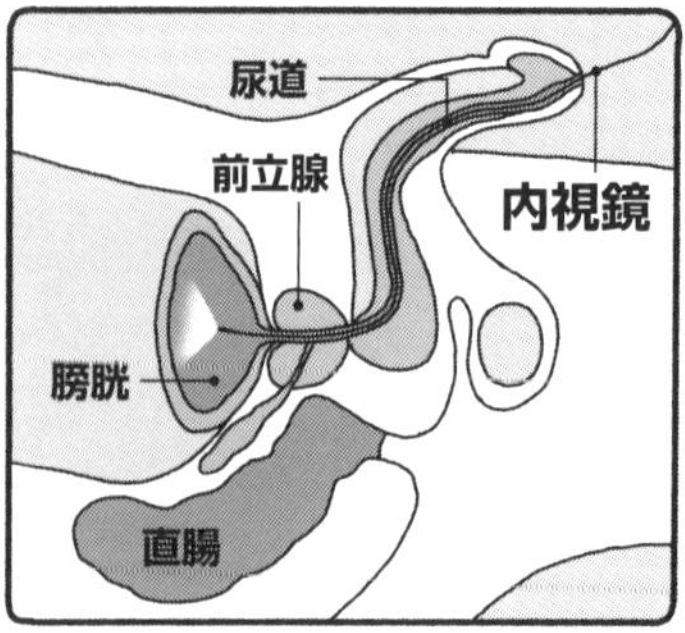

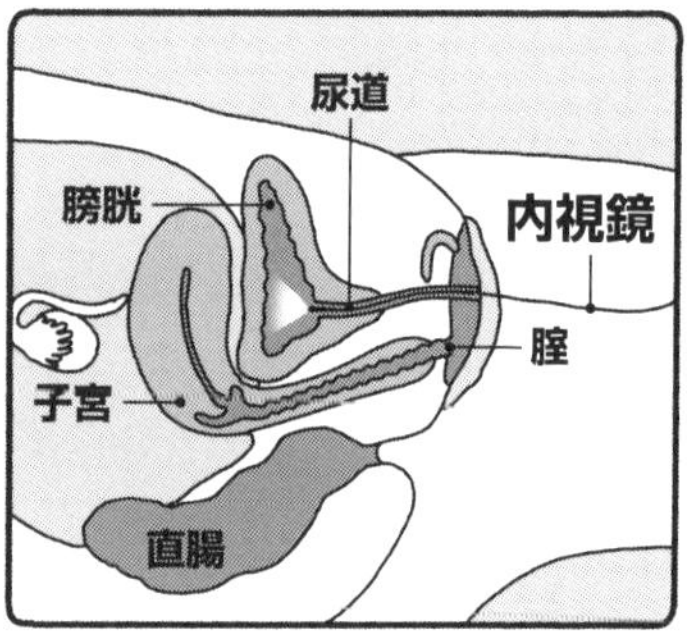

第4章

治療の受け方についての疑問6

Q62 頻尿と尿もれにはどんな治療が行われますか？

頻尿と尿もれの治療は、主に①生活習慣の改善を行うことを目的とする生活指導、②「骨盤底筋体操（第8章を参照）」や「膀胱《ぼうこう》訓練（Q107を参照）」などの行動療法、③薬物療法、④手術、の大きく四つに分かれます。これらの治療は、どのような原因から頻尿・尿もれになっているのかを診断したうえで患者さんの希望を聞き、「治療せずに様子を見る」という選択肢《し》も含めて決めていきます。

頻尿・尿もれは、「尿を出す力が弱いため、常に膀胱に尿がたまっている状態」のときだけでなく、「尿を出す力は正常で尿を出し切れている状態」のときにも起こります。

尿を出し切れず、常に膀胱にたまっているため頻尿になったり、ため切れなくなった尿が膀胱からあふれ出て尿もれになる場合は、まず、尿を出し切るようにする必要があります。男性の前立腺肥大症《ぜんりつせん》（Q33を参照）であれば、前立腺を削って尿の通り道である尿道を広げる「経尿道的《けいにょうどうてき》前立腺切除術」、女性の骨盤臓器脱（Q39を参照）や子宮筋腫《きんしゅ》などで尿道が狭くなり、尿がたまっている場合は、尿道をじゃましている臓器を正しい位置に収めたり、取り除いたりする手術を検討します。

膀胱の収縮力が弱いために尿が出し切れていない場合は、膀胱収縮力を強める薬や、膀胱からの尿の出口である尿道括約筋《かつやく》をゆるめて尿を出しやすくする薬を処方します。薬の服用を続けても症状が改善しない場合は、尿道にカテーテルという管を入れて尿を出す方法を検討します。

尿を出し切れているにもかかわらず、頻尿・尿もれになる場合は、尿をためる膀胱の力が弱くなっている可能性があります。なんらかのトラブルにより大脳からの指令を待たずに膀胱が勝手に収縮して尿もれが起こることがあるため、この場合は膀胱の収縮を抑える薬を処方します。

膀胱が勝手に収縮してしまう症状は、膀胱がんや膀胱結石、膀胱炎などの病気である可能性もあります。これらの病気が疑われる場合は適宜、精密検査を行います。

もちろん薬物療法や手術に頼らずこれまでの生活習慣を変えることで、症状が改善することもあります。肥満がある場合は食生活の改善や運動などで体重を減らす、冷えがある場合は体を冷やさないような生活を心がけるなど、患者さんに応じた生活指導を行います。


（戸山友香）

Q 63 治療の効果はどれくらいで現れますか？

薬で治療する場合は、１～３カ月くらい服用を続けて様子を見ることが必要です。「尿を出しやすくする薬」は２～４週間くらいで効果が出ることが多く、「尿を我慢できるようにする薬」は約３カ月で効果の有無を判定するのが一般的です。後者の薬についてはたくさんの種類があり、患者さんによっては１週間前後で効果を実感する人もいるようです。

その一方で、効果がなかなか出ない患者さんもいます。効果がすぐに出ないからといって、飲むのを自己判断で中止してしまうと、長期間正しく飲んでいれば効果が出るかもしれない薬を選択肢《し》から外してしまうことになりかねません。また、「治ってきたから大丈夫」と自己判断して服用を中止してしまう患者さんもいます。薬が処方されたら、効果が出る、出ないにかかわらず、次回の受診日までは継続して欠かさず飲むようにしましょう。

薬を正しく服用してもなかなか症状がよくならない場合は、医師の判断のもと、薬を変えるなどの方法を検討していきます。

（戸山友香）

Q64 症状がよくなれば治療はやめられますか？

頻尿・尿もれは生活指導や行動療法で効果があった場合も、継続しなければ元に戻ることもありますし、薬物療法も原因を根本的に取り除くものではないため、治療をやめると再発することもあります。ただ、過活動膀胱《ぼうこう》（Ｑ28を参照）や夜間頻尿（第6章を参照）などはがんなどの病気が隠れていないことが確認されれば、命にかかわる病気ではなく、ＱＯＬ（生活の質）を低下させないことが治療の目的となります。「冬は症状がひどいけど夏はそうでもない」など、季節によって症状が変わる患者さんの場合は、症状に合わせて薬の飲み方を変えることができます。

尿トラブルがなぜ起こるのか、防ぐにはどうしたらいいのかを自分なりに理解すると病気への不安が解消し、「薬を飲まなくても大丈夫」と思えるようになる患者さんもいます。唯一、前立腺《ぜんりつせん》肥大症（Ｑ33を参照）や腹圧性尿失禁（Ｑ12を参照）などに対して手術を行い、症状が改善した場合には術後は治療を追加せずに経過を見るだけの場合もあります。

（戸山友香）

Q65 治療を受けるための心がまえはありますか？

最も大切なことは患者さん自身が積極的に治療方針の決定に参加し、その決定に従って治療を受けることです。**これは「アドヒアランス」といい、最近の医療現場で重視されている言葉です。**頻尿・尿もれは診察の結果、「本人が希望しなければ治療せずに様子を見てもよい」と判断されることがあります。このとき最も大切なのは本人の意見で、治療をせずに様子を見るのか、まずは行動療法を試すのかなど、いろいろな選択肢《し》が生まれます。担当医だけに決定を任せてしまうと、自分の考え方や日常の生活にそぐわない治療方針となってしまう可能性もあるので、自分のライフスタイルを考えてどのような治療が望ましいのかイメージを持つことが大切です。

もちろん時間がたって気持ちが変わり、「最初は様子を見るつもりだったけど、やはり治療をしたい」「薬を変えたい、やめたい」と思うこともあるでしょう。そのときは率直に担当医に相談してみましょう。医師としっかり向き合いながら、「自分は今どのような状態なのか」「この治療をなぜ受けるのか」を把握しながら生活を送ることが重要です。

（戸山友香）

Q66 頻尿・尿もれの良医の見分け方を教えてください。

かかりつけの医師がいる場合はまずその医師に、いない場合は泌尿器科《ひにょうきか》を標榜《ひょうぼう》する病医院を受診してください。

泌尿器科の中でも、頻尿・尿もれといった「排尿障害」を専門にしている日本排尿機能学会の認定医がいるので、インターネットなどで確認してみてください。

そして、初診のときに、問診や検査などを通じて医師から「患者さんの頻尿、尿もれの状態、困っていることについて知りたい」という姿勢が感じられるかどうかが、良医を見分けるポイントの一つになると思います。また、治療に対する患者さんの希望を確認し、なるべく希望に沿った治療をしようという姿勢が感じられるかも大切です。さらに、「話をしやすい」「この先生なら信頼できる」などもポイントです。患者さんにとっての〝良医〟にかかり、最善の治療を受けたとしても、思うような効果が得られないこともあります。その場合は、「なぜ効かないのか」「どうすると効果が出やすいのか」などについて、遠慮せずに質問しましょう。

（戸山友香）

Q67 セカンドオピニオンを受けてもいいですか?

セカンドオピニオンは、頻尿・尿もれにかかわらずすべての病気で受ける権利があります。**希望する場合は、**もちろん受けてOKです。セカンドオピニオンを受ける場合、予約が必要だったり、今まで行った検査の資料を持参したりするなど時間や手間に加えてお金もかかります。それらを踏まえたうえで、より納得して治療を受けるために必要なら、セカンドオピニオンを受けましょう。

ただし、それでも期待するような答えを得られない場合があるかもしれません。セカンドオピニオンの目的は、患者さんの病状を客観的に判断し、よりよい治療の選択肢《し》を確認すること。新たに治療を始める場合はそのタイミングも重要で、スタートが遅れた場合は予想された効果が得られないこともあります。複数の病院にセカンドオピニオンを求める場合は治療が後回しになり、その間に病状が進行することも考えられます。「2週間以内に意見を聞いて治療方針を決める」など、事前に相談のスケジュールを組んだうえで、時間をかけすぎずに決断することも大切です。

(戸山友香)

第5章

薬物療法についての疑問12

Q 68 頻尿や尿もれで薬物療法が行われるのはどんなときですか？

頻尿や尿もれで通院し、医師の指導を受けながら生活習慣を見直したり、骨盤底筋体操（第8章を参照）や膀胱《ぼうこう》訓練（Q107を参照）などの行動療法を行っても効果がない場合は、原因に応じた薬物療法を検討します。

頻尿や尿もれが主な症状である「前立腺《ぜんりつせん》肥大（Q33を参照）」「骨盤臓器脱（Q39を参照）」「腹圧性尿失禁（Q12を参照）」などの疾患《しっかん》は、手術法により症状の改善が期待できるケースもありますが、患者さんが手術を希望しないこともあります。その場合は、患者さんと相談のうえ、まずは薬物療法で様子を見ていくこともあります。

薬物療法は単独で行うこともありますが、前述した生活習慣の改善や行動療法、手術による治療と併用して行うことが多く、効果も高まります。

くわしくはQ69～Q77で紹介しますが、一般に腹圧性尿失禁にはβ《ベータ》2刺激薬、切迫性尿失禁には抗コリン薬やβ3作動薬、前立腺肥大にはα《アルファ》1遮断《しゃだん》薬やPDE-5阻害薬、膀胱炎には抗生剤が使われます。

薬物療法を行う場合は、医師から指定された量、指定された時間帯を守り、毎日きちんと飲みつづけることがとても大切です。なんらかの理由により、医師から指定されたように飲めない場合は、早めに相談しましょう。治ってきたから大丈夫と、自己判断で服用を中止しないでください。（戸山友香）

頻尿・尿もれの主な薬物療法

腹圧性尿失禁	
β2刺激薬	尿道括約筋を収縮させて尿道を締める
切迫性尿失禁	
抗コリン薬	膀胱の過剰な収縮を抑える
β3作動薬	膀胱の筋肉をゆるませて、尿をためる
前立腺肥大	
α1遮断薬	排尿にかかわる筋肉の緊張をゆるめ、排尿障害を改善する
PDE-5阻害薬	前立腺や尿道の筋肉をゆるめ、血流を改善する。排尿障害の症状を和らげる
膀胱炎	
抗生剤	細菌を殺す

●頻尿・尿もれの原因を確定させたうえで、その患者に合った薬物療法を行うのが基本。

Q69 過活動膀胱で処方される抗コリン薬はどんな薬? 貼るタイプについても教えてください。

膀胱《ぼうこう》の働きは、交感神経と副交感神経からなる自律神経（意志とは無関係に内臓や血管の働きを支配する神経）で調節されています。尿をためるときは交感神経、尿を出すときは副交感神経が働いています。

過活動膀胱（Q28を参照）の治療では、尿を膀胱に十分ためられるようにすることが必要であり、尿を出す役割を担っている副交感神経の働きを抑えることが効果的です。副交感神経は、アセチルコリンという物質が神経から放出され、それが膀胱などの臓器の決まった部位（＝受容体）に付着することで働きます。抗コリン薬は膀胱の受容体に付着して受容体をふさいでしまうため、アセチルコリンが受容体に付着できなくなり、副交感神経の働きを弱め、尿を膀胱に十分にためられるというわけです。

抗コリン薬はとてもよく効き、過活動膀胱の薬物療法の第一選択薬になっており、左の表にある薬が使われます。口が渇く、便秘になる、吐きけがするなどの副作用が出る人もいます。治療効果の判定に3カ月ほどかかる薬なので、すぐに効果が出なくても続けることが大切です。抗コリン薬には、飲み薬に加え貼《は》り薬もあります。オキシブチニン塩酸塩が代表的で、1日1回、1枚を下腹部や腰部、大腿部《だいたいぶ》（太もも）のいずれかに貼り、24時間ごとに貼り替えます。皮膚から吸収されるため、吸収速度がマイルドで、飲み薬と比べると副作用が比較的少ないとされています。

しかし、貼った部位のかゆみやかぶれなど、特有の症状が出ることもあります。効果や副作用の現れ方は人によって異なるので、主治医と相談しながら自分に合う薬を見つけましょう。（戸山友香）

抗コリン薬の種類

抗コリン薬の種類	
一般名	**主な商品名**
プロピベリン塩酸塩	バップフォー
ソリフェナシン	ベシケア
トルテロジン	デトルシトール
イミダフェナシン	ウリトス、ステーブラ
フェソテロジン	トビエース
オキシブチニン塩酸塩（貼り薬）	ネオキシテープ

抗コリン薬の働き

膀胱の過剰収縮を抑え、
尿をためられるようにする

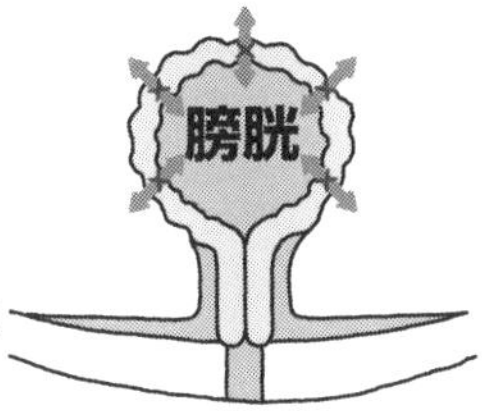

Q70 過活動膀胱ではβ3作動薬も処方されますが、どんな働きの薬ですか？

過活動膀胱《ぼうこう》（Q28の参照）は、膀胱の尿を押し出す力が、尿道括約筋《かつやくきん》が尿道を締める力を上回ることで、尿意切迫感を伴う頻尿（Q13の参照）などの症状を引き起こす疾患《しっかん》です。これらの症状を改善するには、膀胱を広げ、尿道を必要なとき以外はゆるませないことが重要です。人の体は、交感神経が働くと尿をためようとして膀胱が広がり、尿道括約筋が締まって尿の出口が閉じます。また、膀胱が広がることで、より多くの尿を蓄えることができます。

β《ベータ》3作動薬は、交感神経に働きかける薬です。服用により、交感神経における**β3受容体が刺激を受けることで筋肉がゆるんで膀胱が広がり、尿道が縮む作用があります。**２０１１年にミラベグロンが登場、２０１８年にビベグロンが登場し、過活動膀胱の新しい薬として知られています。β3作動薬は、抗コリン薬と同様、副作用として口の渇きや便秘、腹痛などがあげられますが、抗コリン薬に比べると頻度が少ないとされます。ときに血圧の上昇が見られるので、服用中は、定期的な血圧のチェックが求められることもあります。

また、頻度はまれですが、尿の勢いが弱くなるなどの症状が見られることもあります。これらが続く場合は副作用の可能性もあるので、医師や薬剤師に相談しましょう。過活動膀胱は、加齢とともに増加する疾患ですが、高齢化に伴いこの疾患のさらなる増加が懸念される中で、QOL（生活の質）を含めた症状の改善に対するβ3作動薬の果たす役割は、非常に大きいと思います。

（戸山友香）

β3作動薬の種類

β3作動薬の種類	
一般名	主な商品名
ミラベグロン	ベタニス
ビベグロン	ベオーバ

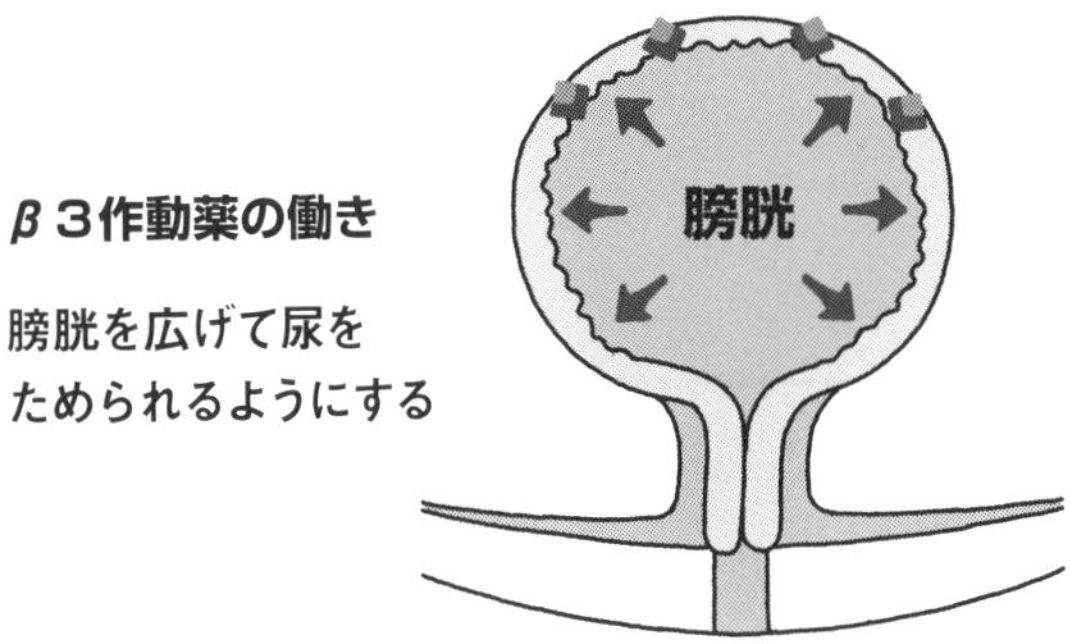

β3作動薬の働き
膀胱を広げて尿をためられるようにする

Q71 抗コリン薬とβ3作動薬の2種は、どのように使い分けされますか？

抗コリン薬とβ《ベータ》3作動薬は、効果はほぼ同じですが、β3作動薬は、便秘や口の渇きなどの副作用が抗コリン薬に比べて少ないと考えられています。ただし、β3作動薬の中には、これから子供が欲しいという希望がある患者さんは使えないものもあります。また、抗コリン薬には飲み薬、貼《は》り薬の2種類があり、貼り薬は飲み薬に比べ、血中濃度の急激な上昇が抑えられるため、副作用が軽減されます。飲み込みがうまくできない高齢の患者さんや、副作用のリスクが少ない薬を望む患者さんには、貼り薬を処方することもあります。すでに便秘や口の渇きがあり、これ以上の副作用を防ぎたいという場合には、最初からβ3作動薬を用いる場合が多いです。

「治療当初は抗コリン薬を服用していたけれど、思うような効果が得られない」といった場合は、患者さんと相談のうえ、β3作動薬に変えることもありますし、その反対もあります。また、抗コリン薬とβ3作動薬それぞれ単独では効果が得られない場合は、併用することで効果が出ることもあります。

（戸山友香）

Q72 過活動膀胱は、薬を飲むとどのくらいで効果が現れますか？

過活動膀胱《ぼうこう》（Q28を参照）の薬物療法においては、抗コリン薬やβ《ベータ》3作動薬が処方されるのが一般的ですが、それらの効果を判定するのは、いずれも「3カ月継続して飲んだあと」となります。ただ、効果の現れ方は患者さんにより異なり、最も早い患者さんだと「3日で効果を実感した」という報告もあります。また、「内服1週間後から症状が改善した」という製薬会社のデータもあるので、「長期間飲みつづけないと効果が出ない」ということでもないようです。

ただ、くり返しになりますが、「短期間で効果を実感し、症状が落ち着いてきたからと自己判断で薬を飲むのをやめる」、「いわれた通りに飲みつづけているのに効果が出ないので、自己判断で飲むのをやめる」というのはNGです。

効果がすぐに出た場合も、なかなか出ない場合も、医師の判断を仰ぎながら薬と向き合っていく姿勢が大切です。

（戸山友香）

Q73 過活動膀胱の薬の副作用と、その対策について教えてください。

Q69〜Q72でも紹介してきましたが、過活動膀胱《ぼうこう》の治療薬には、抗コリン薬とβ《ベータ》3作動薬の2種類があります。このアセチルコリンという物質は、膀胱だけでなく唾液《だえき》腺《せん》や胃腸にも作用します。普段であれば、唾液が過不足なく分泌《ぶんぴつ》され胃腸もよく働いて便がスムーズに出るところが、抗コリン薬でこれらの働きが抑えられてしまい、その結果として口の渇きや便秘といった副作用が出ることがあります。

β3作動薬も、抗コリン薬より少ないものの、同様の副作用が報告されています。

薬の副作用により口の渇きが気になる場合は、小さな氷やあめを口に含むことで、唾液が分泌しやすくなります。また、唾液腺をマッサージしたり、うがいをすることで口腔《こうくう》内を潤したりすることも効果的です。口が渇くからといってちょくちょく飲み物を飲んでいると、頻尿や尿もれをかえって悪化させてしまうことにつながるので、注意しましょう。

便秘については、食物繊維が多く含まれている植物性食品（海藻類、豆類、野菜類、キノコ類、果実類）を意識して摂取するなど、食生活を工夫することが必要です。最近では優れた便秘薬がたくさん出ているので、担当医と相談して便秘薬を処方してもらうのも一案です。ただし、高齢者の場合は便秘になってしまったからといって安易に市販の下剤を使うと、排便をコントロールできずに便をもらしてしまう「便失禁」を起こすことがあるので、医師に相談することをおすすめします。（戸山友香）

薬の副作用と対策

口の渇き	●氷やあめを口に含んで唾液を分泌しやすくする ●口に水を含み、うがいをして口腔内を潤す ●唾液腺マッサージ 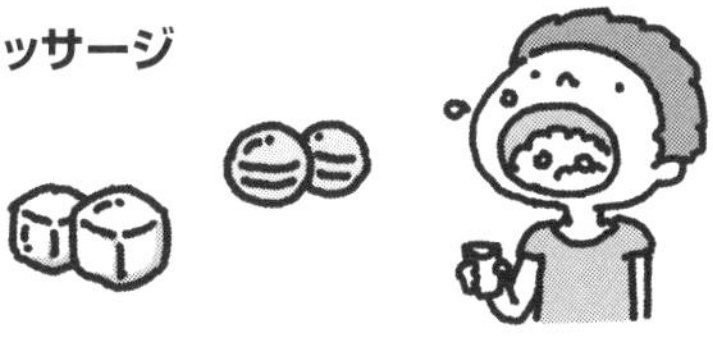
便秘	●食物繊維が多く含まれる食品を意識してとる ●医師の判断のもと、便秘薬を使う ●適度な運動をする 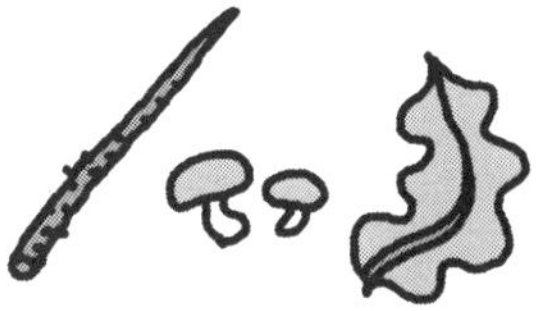

Q74 腹圧性尿失禁にはβ2刺激薬が唯一の薬ですか？

腹圧性尿失禁（Q12を参照）の薬物療法として使用されるのが、「スピロペント」という名前のβ《ベータ》2刺激薬です。これは、気管支を拡張する作用があり、もともとはぜんそくによる激しいせきや息苦しさを改善するために使用される薬ですが、スピロペントは膀胱《ぼうこう》の筋肉を弛緩《しかん》させ、尿道括約《かつやく》筋を収縮させる作用が副次的にあります。そのため、腹圧性尿失禁の症状緩和にも使われます。腹圧性尿失禁では、**これが唯一の治療薬といっていいでしょう。**しかし効果はあまり強くはありません。

腹圧性尿失禁の治療法としては、骨盤底筋体操（第8章を参照）が非常に効果的です。軽症または中等症の人は、まずは骨盤底筋体操を毎日一定時間行うようにしましょう。こつこつ2～3カ月続けていくと、ゆるんだ骨盤底が徐々に引き締まり、症状が軽くなってくるはずです。骨盤底筋体操は重症の人にも効果があるので、しっかり継続しましょう。なかなか改善が見られない場合は、β2刺激薬を処方することもありますが、前述のように効果は限定的なので、尿道スリング手術（TVT手術など。Q93を参照）をおすすめします。

（髙橋　悟）

男性

Q75 前立腺肥大で処方されるα1遮断薬、PDE-5阻害薬について教えてください。

α《アルファ》1遮断薬《しゃだんやく》、PDE-5阻害薬とも、男性の前立腺肥大症《ぜんりつせんひだいしょう》の代表的な治療薬です。α1遮断薬は、前立腺や尿道～膀胱《ぼうこう》の出口部分の筋肉の緊張を和らげる作用がありま す。前立腺や尿道には、自律神経（意志とは無関係に内臓や血管の働きを支配する神経）にかかわるα1受容体というものが多くあり、アドレナリンが分泌《ぶんぴつ》されるとα1受容体と結合して筋肉が収縮し、それによって尿が出にくくなります。α1遮断薬はこの結合を妨げ、筋肉をゆるめて尿が出やすい状態にしてくれます。ただし、種類によっては起立性低血圧（起き上がったときなどに血圧が下がり、立ちくらみなどが起こる）やふらつき、射精障害などの副作用が起きることもあるので注意が必要です。

PDE-5阻害薬は当初は勃起《ぼっき》不全治療薬として開発されました。**血管拡張作用があり、前立腺や尿道の血流を増加させるとともに、筋肉を弛緩《しかん》させて尿の通り道を広げる効果があります。**また、尿道や膀胱の炎症を抑える効果があることも報告されています。しかし、この薬にも注意点があり、狭心症や心筋梗塞《こうそく》の治療で使われる硝酸《しょうさん》薬（ニトログリセリン）を服用している場合は、使用できません。

基本的に、前立腺肥大症の治療は薬物療法が中心となり、それでも十分な改善が見られない場合にのみ手術が行われます。

高齢男性の多くは、前立腺肥大症が改善することにより尿トラブルが解消しますが、依然として頻尿が残る場合は、過活動膀胱（Q28を参照）を併発している可能性があります。この場合、抗コリン薬（Q69を参照）やβ《ベータ》3作動薬（Q70を参照）も使って治療を行います。（高橋　悟）

α1遮断薬

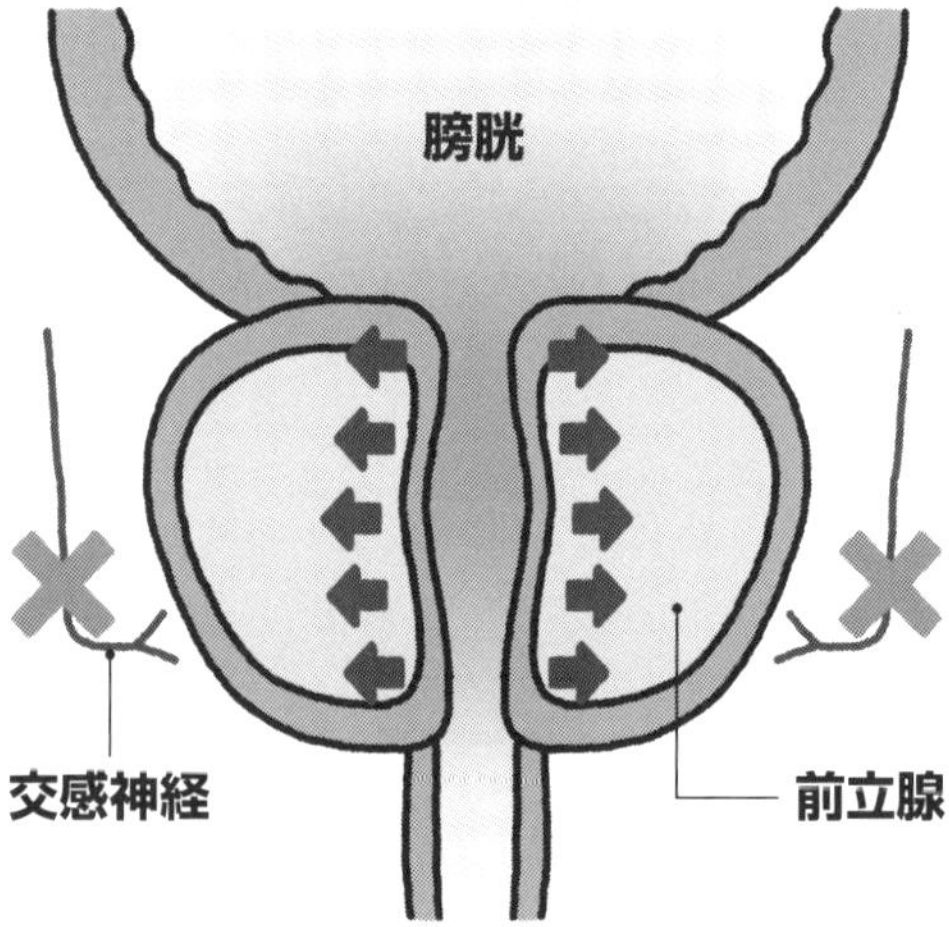

交感神経からの指令をブロックし、尿道や膀胱の筋肉の緊張をゆるめる。副交感神経の指令を届きやすくする

男性

Q 76

前立腺肥大は男性ホルモンを抑える薬が処方されますが、副作用はありますか？

男性ホルモンを抑える作用のある薬の場合、当然のことながら副作用として性欲の低下やＥＤ（勃起《ぼっき》不全）、射精障害などの性機能不全が起こる可能性があります。そのため、最近ではより副作用が少ない5α《アルファ》還元酵素阻害薬を使用することが主流となっています。

男性ホルモンの中でも、ジヒドロテストステロンが前立腺《ぜんりつせん》肥大に大きくかかわっています。ジヒドロテストステロンは5α還元酵素の働きによって作られますが、5α還元酵素阻害薬はこの5α還元酵素を阻害する役割を果たします。ジヒドロテストステロンの生成を抑えることで前立腺が小さくなり、尿トラブルが改善されるというしくみです。**やはり副作用として性機能障害が数%のケースに見られますが、従来の抗男性ホルモン薬に比べると発生頻度ははるかに少ないです。**前立腺の肥大が強い場合（前立腺体積が30～40《ミリリットル》以上）は、5α還元酵素阻害薬とα1遮断薬（Q75を参照）を併用することで、より大きな効果を得ることができます。

（髙橋 悟）

Q77 頻尿を招く膀胱炎にはどんな薬が使われますか？

膀胱炎《ぼうこうえん》（Q40・Q41を参照）の治療には、細菌を殺す抗生剤が用いられます。3～5日の服用で症状はよくなることがほとんどです。抗生剤を飲みはじめるとすぐに症状が改善することが多いですが、途中でやめてしまうと抗生剤が効きにくい「耐性菌」ができやすくなってしまい、再発したときに治りにくくなることもあります。処方された薬は必ず飲み切るようにしましょう。**また、治療中は、水分を十分に摂取することを心がけ、普段よりもたくさん尿を出すことで、膀胱で増殖した菌を尿ごと体外排出するようにしましょう。**

薬の服用が終わったら、再び尿検査を受け、膀胱炎が完治していることを確認します。ときには尿を培養し、細菌の種類や薬との相性をチェックすることもあります。まれに、膀胱炎のような症状の背後に、重大な病気が隠れていることもあります。尿路結石や膀胱がん、そのほか男性では前立腺《ぜんりつせん》肥大症、女性では骨盤臓器脱などです。薬を飲んでもなかなか治らない場合、何度もかかってしまう場合は、専門の検査を受けることも必要です。

（戸山友香）

Q78 頻尿や尿もれに漢方薬は効果がありますか？

頻尿には「牛車腎気丸《ごしゃじんきがん》」や「八味地黄丸《はちみじおうがん》」、腹圧性尿失禁には「補中益気湯《ほちゅうえっきとう》」などの漢方薬は効果があるという報告があります。さまざまな治療を受けてもなかなか治らなかった患者さんが、漢方薬の服用により、症状が改善したというケースもあります。牛車腎気丸や八味地黄丸を服用し、頻尿や尿もれに加え、しびれなど排尿以外の症状が改善し、「以前に比べて体調がよくなりました」という人もいます。

最近では、東洋医学を専門としていない医療機関や漢方薬を処方すると書いていない病院でも漢方薬が処方されることが多くなっています。1日2回服用のスティックタイプのものや錠剤も増えており、従来の「飲みにくさ」が軽減されています。ただし、暑がりの方が八味地黄丸や牛車腎気丸を飲むとさらにのぼせてしまうといったこともあり、漢方薬を選択するには患者さんの体質に合うものを選ぶことが大切です。

保険診療で処方できる漢方薬もあるので、希望する場合は、主治医とよく相談しましょう。

（戸山友香）

Q79 頻尿・尿もれの改善に役立つ市販薬やサプリはありますか？

薬局に行くと、頻尿に効果的とされる漢方薬をベースにした市販薬や、排尿障害向けのサプリメントが売られています。例えば、ヤシ科の植物である「ノコギリヤシ」のサプリメントは、前立腺《ぜんりつせん》肥大症に効果があるといわれています。これらの市販薬やサプリメントは処方せんなしに手軽に購入することができ、実際に「効果があった」という報告もあります。しかし、これまでの報告を評価した結果、日本泌尿器《ひにょうき》科学会の診療ガイドラインでは、「積極的にすすめるほどの根拠がない」とされています。

普段、病院で処方される薬は、厳しい臨床試験を経て、効果が認められ、かつ副作用も患者さんが耐えられる範囲に収まるよう調整されているものです。しかし、特にサプリメントは、このような試験を行っていないことが多く、適切な量や副作用などの情報が不十分であるといえます。市販薬やサプリメントを飲むかどうかは患者さん自身の判断になりますが、このようなことをあらかじめ認識したうえで、検討する必要があります。場合に応じて医師に相談しましょう。

（戸山友香）

第6章

夜間頻尿と夜尿症についての疑問12

Q80 睡眠中に必ずトイレに起きます。悩んでいなくても改善させるべき？

この場合、夜間にトイレへ行く回数よりも、1回の排尿量がどれくらいかに注目すべきです。例えば1回に３００《ミリリットル》の尿量で3回行く人は、ある意味ではしかたがないといえます。これ自体は特に異常ではなく、水分摂取量を減らすことで、改善が見られるかもしれません。

しかし、1回に１００《ミリリットル》の尿量で3回行く場合は、トイレに行かずに済ませて睡眠の質をよくする、という選択肢《し》が出てきます。その場合、医療機関を受診して、何が原因でトイレに起きるのか、はっきりさせましょう。1回の排尿量を薬で増やすことにより、夜間の排尿回数を減らすことも可能です。もし夜間だけ尿の量が多くなる「夜間多尿」であれば、これに対しても薬の処方で改善が期待できます。

なお、高齢者に限っていえば、就寝後に何度もトイレに起きることは、転倒のリスクを高めます。たとえ本人が気にしていない場合でも、トイレに起きる回数を減らす対策をするべきです。

（近藤幸尋）

Q81 夜間頻尿の原因に多尿があると聞きました。くわしく教えてください。

夜間頻尿の原因はさまざまですが、まず考えられるのは、夜間の尿量が増える「夜間多尿」です。睡眠中は脳下垂体から排尿を減らす抗利尿ホルモンが分泌《ぶんぴつ》され、睡眠を妨げないように尿量を調節しています。しかし、加齢に伴って抗利尿ホルモンの分泌が悪くなると、夜間の尿量が増えてしまうのです。

また、当然のことですが、昼間や寝る前に水分をとりすぎることも、夜間の多尿を招きます。**1日の水分摂取の目安は、食事以外の水分で「20～25×体重＝適切な水分摂取量（ミリリットル）」となります。体重が50キロの場合は、1日1000～1250ミリリットルが適度な水分摂取量です。**

意識してこまめに、そして適量の水分補給を心がけたいものです。日中に水分をとりすぎたかな、と感じたときは、適度な運動で余分な水分を汗として排出しておくのもいいでしょう。

このほか、慢性腎臓《じんぞう》病や慢性心不全、脳卒中をはじめとする脳血管障害などの病気に由来するもの、薬剤性多尿といって、カフェインやアルコールなどの化学物質や降圧剤、利尿薬などの薬剤が原因で多尿になることもあります。それらの薬を飲んでいる人で夜間頻尿があれば、主治医に相談してください。ちなみに、平均的な成人の1日の排尿量は、およそ1000〜1500ミリリットルです。夜間の尿量がこのうちの33％以上、つまり330〜495ミリリットル以上ある場合は、夜間多尿の疑いがあります。また、多尿の定義は「体重×40ミリリットル」です。体重が50キロの人なら、1日の尿量が2000ミリリットルを超えると多尿といえます。さらに、過活動膀胱《ぼうこう》（Q28を参照）や前立腺《ぜんりつせん》肥大症（Q33を参照）によって膀胱のしなやかさが失われ、尿をためる機能が低下することでも、夜間頻尿につながる場合があります。

　身近なところでは、足のむくみも夜間頻尿に関係しますが、こちらはQ83で紹介します。何が原因で夜間頻尿が起きているのか解明するには、排尿日誌（Q105・Q106を参照）をつけることをおすすめします。

　排尿時刻や排尿量の記録から、昼間と夜間に頻尿があるのか、1回もしくは1日の排尿量などがわかります。その結果、夜間頻尿の原因がはっきりすれば、それに合わせた対策や治療を施すことができます。

（髙橋　悟）

Q82 夜間頻尿を防ぐには、水分補給は寝る何時間前までなら大丈夫ですか？

夜間の水分補給は、就寝の2～3時間前までにしておきましょう。というのも、体の余分な水分が体外に排出されるには、2～3時間ほど必要だからです。ただし、それまでは飲みすぎなければ、適度な水分補給をして問題はありません。

もう1点気をつけてもらいたいのが、飲み物以外からの水分や塩分の摂取です。飲み物ばかりに意識が向きがちですが、生野菜や果物にも多くの水分が含まれます。サラダやデザート、スープ、みそ汁といった汁物の分量にも注意しましょう。

また、漬け物、スナック菓子など、塩分の多い食品をとりすぎると、尿量が増えるばかりか、のどが渇いて水分をとりすぎる場合があります。

たとえ就寝までの時間をあけても、利尿作用のある飲み物は、夕食後はできるだけ控えたいものです。カフェインを含むコーヒーや紅茶、緑茶のほか、栄養ドリンク、アルコールなどです。特にアルコールは、睡眠中に作用して、排尿を減らす抗利尿ホルモンの分泌《ぶんぴつ》を抑えてしまうので、夜間頻尿を誘引します。

（髙橋　悟）

Q 83 夜間頻尿は昼間の「足のむくみ」も原因とは本当ですか？

本当です。くわしく説明しましょう。心臓から送り出された血液は、動脈を通って全身の細胞に酸素を届けたあと、二酸化炭素などの老廃物を回収しながら、静脈を通って心臓に戻ります。

ところが静脈には動脈のような心臓のポンプ作用（血液を強く送り出す力）が及ばないうえ、心臓より低い位置にある静脈は、重力に逆らって血液を押し上げなくてはなりません。そのため、どうしても足に血液が滞って、足がむくみやすくなります。

特に心臓や腎臓《じんぞう》の機能が低下している人や、加齢のために筋力や血管の収縮力が弱くなっている人には、足のむくみがよく見られます。

それでは、どうしてこのむくみが夜間頻尿に関係するのでしょうか。

夜、寝るために体を横にすると、立っているときや座っているときのような、体の部位による高低差が少なくなります。重力の影響もなくなるため、足に滞っていた水分が、静脈を通って上半身へと移動し、心臓に戻るのです。

すると心臓にある体の水分量を感知するセンサーが働き、余分な水分を排出しようとして、排尿を促す利尿ペプチドという物質を作ります。その結果、夜間の尿量が増え、何度もトイレに行きたくなるのです。

こうした足のむくみが原因の夜間頻尿は、わずかな生活習慣の工夫で改善できます。

●水分と塩分の摂取量を減らす…こまめに水分をとることは必要ですが、たとえ昼間でも、過剰な摂取は夜間頻尿を招きます。飲み物だけではなく、水分の含有量が多い生野菜なども適量の摂取を心がけましょう。

また、塩分を多くとれば、のどが渇いて水分をとりすぎてしまい、利尿ホルモンの働きにも影響を及ぼすとされています。

●入浴…入浴すると足に水圧がかかり、むくみの軽減や解消に役立ちます。ただし、足を圧迫することで、下半身の余分な水分が尿として排出されやすくなるので、寝る直前ではなく、1～2時間前までに入浴するといいでしょう。

●下半身を動かす運動…むくみが出やすい午後から夕方に、下半身を動かすウォーキングなどの運動を30分ほど行います。ふくらはぎの筋肉を刺激することでポンプ作用を促し、下半身にたまった水分を上半身へ戻します。

（髙橋　悟）

Q 84

足のむくみ予防に「弾性ストッキング」はよく効きますか？

下半身のむくみは、夜間頻尿の重大原因（Q83を参照）であるため、むくみ予防が夜間頻尿対策に役立つと考えられます。つまり、弾性ストッキングの着用はとても効果的なのでおすすめです。

弾性ストッキングは、ふくらはぎを適度に締めつけることで、水分をたまりにくくするアイテムです。日中に使用することで昼間の尿量が増えて足のむくみを防ぎ、夜まで水分を持ち越さないようにします。**2020年に発表された『夜間頻尿診療ガイドライン第2版』でも推奨されており、よく効きます。**

むくみが出てから着用するのではなく、朝起きてから夕方までの着用をおすすめします。薬局などでいろいろなタイプが売られていますが、少し大きめのサイズから使いはじめるといいでしょう。圧力がきついと感じたら、着用時間を短くしてください。

なお、糖尿病や心臓に持病のある人は、かかりつけ医などに相談してから使ってください。

（髙橋　悟）

Q85 夜に足がむくんでいる場合、夜間頻尿を防ぐためにできることは？

夜間頻尿は、夕方の足のむくみが重大原因です（Q83を参照）。

加齢による筋力低下、心臓や腎臓《じんぞう》の機能の低下が見られる人に起こりやすいのですが、下半身を動かす機会が少ない人も足がむくみやすくなります。

例えば接客業などで一日じゅう立ちっぱなしの人や、事務職でイスに座りっぱなしの人などです。このように日中、足を動かすことの少ない人は、足の筋肉を使うことで生じる筋ポンプ作用（心臓に血液を戻す働き）が弱くなります。すると、下半身の血行が滞りがちとなり、むくみやすくなります。

さらに、薄着や空調の関係で下半身が冷えやすい人にも、むくみがよく見られます。夜になって足のむくみがあるときは、寝る前に余分な水分を排出するように対策をしましょう。簡単なセルフケアを紹介します。

就寝の3時間ほど前、あおむけで両足を床から10～15チセンほど上げた姿勢になります。ふくらはぎの下にクッションなどを置いて支えにしてください。すると下半身にたまった水分が上半身に戻り、排尿を促進する効果があります。時間は15分が目安です。テレビを見ながら気楽に試してください。

ふくらはぎのマッサージもおすすめです。夕食後にふくらはぎを下から上へ、一方向でマッサージしてください。適度な圧をかけながら、手のひら全体でなでるように行います。たまには、もんだりさすったりするなど、動きに変化を加えてもいいでしょう。時間は左右で合わせて15分ほどが目安です。

また、立ち仕事の合間や座ったままで、足首を回す、かかとを上げ下げするなど、昼間もこまめに足を動かすだけでも、夜間頻尿の対策として効果が期待できます。

（高橋　悟）

足のむくみを解消する方法

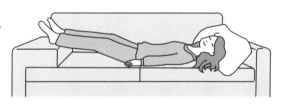

足を高くして横になる

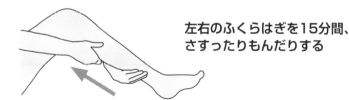

左右のふくらはぎを15分間、さすったりもんだりする

Q86 加齢による不眠も夜間頻尿の原因になる？対策を教えてください。

加齢によって眠りが浅くなると、夜間に目が覚めてしまうことが多くなります。すると実際は尿意がないにもかかわらず「尿意で目覚めた」と錯覚してしまいます。これも夜間頻尿の一つのパターンです。

夜間頻尿の症状を軽減するには、眠りの深い、質のいい睡眠を取ることが大切になります。そのためには、毎日同じ時刻に起床し、その後は日光を浴びましょう。これで体内時計が正されて、夜になると自然な眠けに誘われるようになります。

就寝前の習慣にも配慮しましょう。コーヒーや緑茶など、カフェインを含む飲み物は眠りの妨げになります。アルコール類や喫煙も同じです。

また、床に入るのは眠くなってからにしましょう。「同じ時間に寝なければ」とか「1日8時間寝なければ」といった強迫観念に縛られる必要もありません。あくまで自然な流れの中で眠りに入れば、おのずと質の高い睡眠になり、夜間頻尿の改善にもつながります。

（髙橋　悟）

Q87 いびきが激しい睡眠時無呼吸症候群も夜間頻尿の原因になりますか？

夜間頻尿の原因はさまざまですが、その一つに睡眠障害があります。中でも睡眠時無呼吸症候群は、睡眠時に無呼吸となる状態をくり返すことで眠りが浅くなります。このため夜中に何度も目が覚めることになり、実際は尿意がなくても、トイレで起きたと錯覚し、夜間頻尿となります。また、睡眠時無呼吸症候群は夜間多尿を起こすことが知られています。少し難しくなりますが、そのしくみを説明すると、まず無呼吸のために肺が膨らまずに、胸腔《きょうくう》（肺や心臓があるスペース）の中が陰圧になります。すると、その分心臓に戻る静脈血が増えて心臓が拡張するために、余分な水分があると心臓のセンサーが感じて利尿ホルモンを分泌《ぶんぴつ》して尿量が増加するのです。

睡眠時無呼吸症候群の主な症状は、いびきをかく、寝ている間の無呼吸などですが、いびきが一度止まったあと、大きな呼吸とともに再度いびきをかきはじめるような状態もあります。家族やパートナーからこのような症状を指摘されたら、速やかに医療機関を受診してください。睡眠外来を設けている病院もあります。

（髙橋　悟）

Q 88 夜間頻尿の予防にストレス対策のアロマがいいと聞きましたが、実際はどうですか？

就寝中に何度も起きる夜間頻尿は、ストレスが深く関係しています。ストレスで膀胱《ぼうこう》が過剰に反応して何度も起きてしまう場合は、心身がリラックスした状態で就寝できるよう工夫が必要です。

自然界に存在する植物の花や葉、根、木の芳香成分を使って心や体に働きかけるアロマテラピーを取り入れてみるのも一案です。

アロマテラピーに欠かせない精油は、その種類によってさまざまな働きが期待できます。中でもラベンダーの精油には、心身をリラックスさせる神経である副交感神経を優位にし、ストレスや緊張を和らげる作用が期待できます。

ラベンダーの香りに包まれて就寝するには、寝室にアロマディフューザー（芳香拡散器）を置き、容器に水を張ってラベンダーの精油を数滴垂らし、スイッチを入れればＯＫ。ラベンダーのリラックス効果によりぐっすり眠れれば、夜間頻尿の予防に役立つ可能性があります。

（関口由紀）

Q 89

多忙になってから夜尿症（おねしょ）にも悩まされています。原因はなんですか？

大人になってからの夜尿症《やにょう》（睡眠中に排尿してしまうおねしょのこと）は、はっきりと原因は特定できませんが、自律神経（意志とは無関係に内臓や血管の働きを支配する神経）が乱れることで起こるのではないかといわれています。

夜尿症は一般的には子供に多く生じるもので、子供の場合は排尿機能や神経伝達系統が未熟なために起こるとされています。子供の膀胱《ぼうこう》は容量が小さいため睡眠中に満杯になりやすく、さらに神経伝達の抑制機能が十分に働かず、勝手に膀胱が収縮して排尿してしまいます。

通常、5～7歳くらいをピークに、成人するまでに多くの人は解消されますが、成人してから再発するケースもあります。その場合は、多忙などによるストレスで自律神経のバランスがくずれ、排尿機能がうまく働かなくなってしまった可能性が考えられます。また、過労から眠りが異常に深まると尿意で目が覚めず、夜尿症につながるケースもあります。いずれにせよ、専門医に一度診てもらってください。（近藤幸尋）

Q90 お酒の飲みすぎが夜尿症の原因になるとは本当？

お酒を飲んでおねしょをするのは非常にまれで、よほど飲みすぎないかぎりは夜尿症を引き起こすことはないでしょう。とはいえ、過度な飲酒は注意が必要です。

お酒には利尿作用があるので、就寝前の飲酒は夜間頻尿の原因になります。また、過度のアルコール摂取は脳の中枢神経をマヒさせてしまいます。したがって尿意を感じにくくなり、睡眠中に排尿してしまう可能性が出てくるのです。

では、どのくらいの飲酒量が「飲みすぎ」かというと、それは人によって違ってきます。お酒に強いか弱いかは、肝臓におけるアルコールの代謝能力によって決まります。代謝能力が低い人は、ビール1缶でも酔いますし、代謝能力が高い人は日本酒1升（1800ミリリットル）を飲んでも酔わなかったりします。これは遺伝的に受け継ぐ体質なので、いくらお酒を飲む訓練をしても変わることはありません。

大切なのは、自分にとっての「適量」を知ることです。飲酒した夜に、何度もトイレに起きるようなら、それはその人にとって飲みすぎなのです。日ごろから適量を心がけていれば、お酒で夜尿症になるようなことはないでしょう。

（近藤幸尋）

Q91 利尿薬が夜間頻尿の原因になる可能性はありますか?

利尿薬は、高血圧や不整脈などの心疾患《しっかん》などに処方される薬で、尿量を増やして体の余分な水分を排出し、心臓への負担を減らす効果があります。尿量を増加させる薬なので、当然、排尿回数も増えます。また、副作用に脱水症状があるため、医師からは多めの水分補給をすすめられるでしょう。そのため、服用中は余計に頻尿になる傾向があります。

しかし、これは飲み方によってさけることが可能です。**夕方~夜に利尿薬を服用すれば、夜間頻尿を招く可能性は高くなります。逆に朝に利尿薬を服用した場合は、日中に尿量が増え、昼間だけトイレの回数が多くなります。**後者のほうがQOL(生活の質)をさほど低下させず、利尿薬を使用することができます。

実は、このことを利用して夜間頻尿を防ぐ方法もあります。昼間に利尿薬を服用し、夜までに体内の余分な水分を出し切ることで、自然と夜間の尿量を抑えることができます。ただし、必ず医師と相談して飲み方を決めるようにしましょう。

(近藤幸尋)

第7章

手術やその他の治療法についての疑問7

Q92 頻尿や尿もれの場合、どんなときに手術を検討しますか？

行動療法や薬物療法を続けても頻尿や尿もれが改善しない場合、さらには重症の場合は、手術を検討します。手術で効果があるのは、以下の三つの場合です。一つめは、前立腺肥大症《ぜんりつせんひだいしょう》（Q33を参照）で尿道が狭くなっていることが原因で尿の出が悪い場合。二つめは、膀胱瘤《ぼうこうりゅう》や子宮脱など、女性で膀胱や子宮が膣《ちつ》の入り口まで、もしくはそこからさらに下がってくるために膀胱が刺激を受け、頻尿になったり尿が出にくくなったりしている場合。三つめは、女性で、尿道が動きやすくなることで下腹部に力を入れたときに尿がもれてしまう腹圧性尿失禁（Q12を参照）の場合です。

腹圧性尿失禁の手術は、TVT手術（Q93を参照）、TOT手術（Q94を参照）がよく知られています。新たな尿もれの手術として、日帰り手術も可能なTFS手術（Q95を参照）も注目を集めています。しかし、ひと言で手術といっても、患者さんの体の状態や基礎疾患《しっかん》の有無によっては手術ができないこともあります。患者さんの負担が少ない手術もあるので、主治医に相談してみてください。

（戸山友香）

女性

Q93 腹圧性尿失禁で行われるTVT手術とはどんな手術ですか？

ＴＶＴ手術とは、「Tension《テンション》-free《フリー》 Vaginal《バジャイナル》 Tape《テープ》」手術の略です。膣《ちつ》と下腹部を小さく切開し、ＴＶＴ手術のために開発されポリプロピレンでできた特殊な細いテープを尿道の下に通す手術です。このテープが尿道を支えることにより、尿道の過度な移動を妨げ、尿もれを防ぎます。「手術」というと抵抗を感じる方もいるかもしれませんが、開腹をせずに約30分で終わる手術ですし、入院期間は２泊３日が一般的です。手術により、80〜90％の患者さんが改善し、再発率も約３％と低いことが知られています。体への負担も少なく、手術の翌日から食事・歩行が可能です。ただし、術後は**「重い物を持たない」「長時間しゃがみ作業はしない」など、生活習慣に気をつける必要があります。**

リスクとしては、逆に尿が出にくくなる場合があること、テープを通すさい、膀胱《ぼうこう》などに器具が接触することがあり、５％に膀胱損傷が見られます。また、まれに血管損傷や腸管損傷などの重篤《じゅうとく》な合併症を起こすこともあります。

（戸山友香）

TVT手術とは

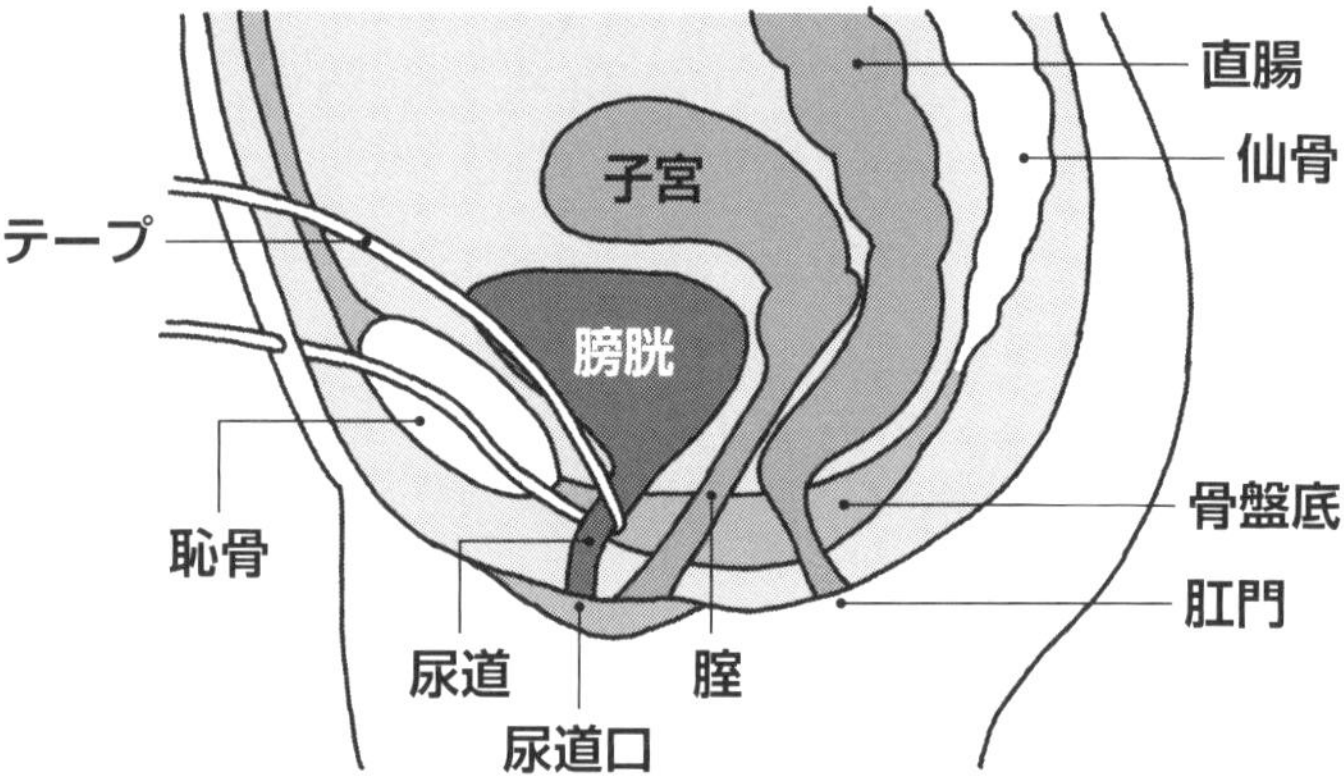

腟、下腹部を小さく切開し、尿道の後ろ側にテープを通す

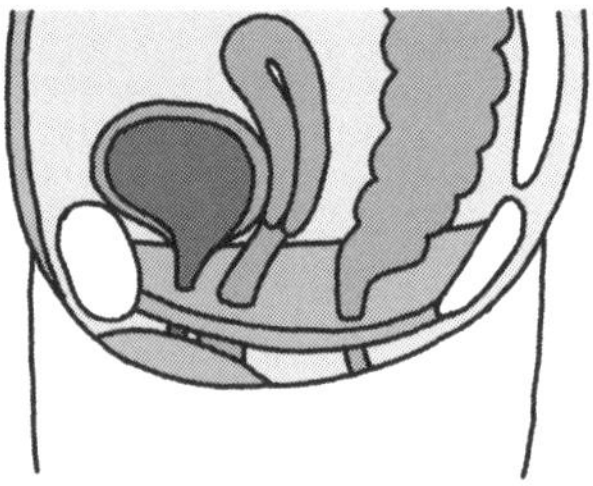

正常時

尿道は通常しっかりと骨盤内に固定されており、腹圧をかけても動かずに正しい位置にある。

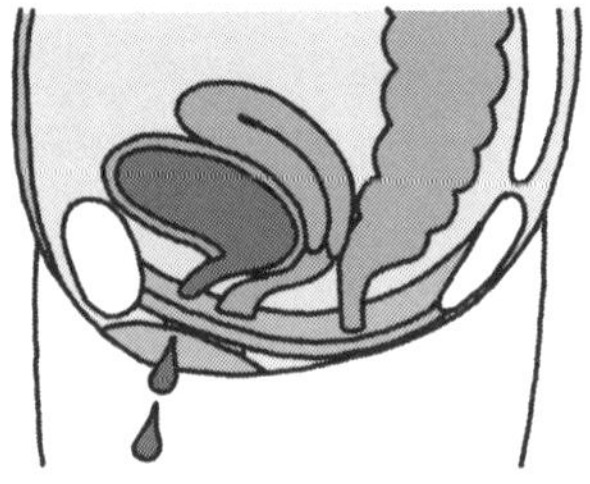

腹圧性尿失禁の人が腹圧をかけたとき

尿道の固定がゆるむと腹圧をかけたときに尿道が動き、出口が開いたまま膀胱が圧力で押されるため、尿がもれてしまう。TVT手術はテープを入れ、尿道を正しい位置に固定するため、腹圧がかかっても尿道が開かず尿がもれない。

女性 Q94 TOT手術という術式はTVT手術とどう違いますか？

TOT手術は、「Trans《トランス》 Obturator《オブチュレーター》 Tape《テープ》」手術の略です。尿道を固定するため、骨盤内にポリプロピレンでできた特殊な細いテープを通す手術で、その目的は「TVT手術（Q93を参照）」と同様ですが、テープの〝経路〟が異なります。TVT手術では、下腹部から尿道の下に通し、また下腹部にテープを戻しますが、TOT手術では、骨盤内にある閉鎖《へいさ》孔《こう》という穴を利用してテープを通します。**TOT手術は、テープの経路上に重篤《じゅうとく》な合併症の原因となるような臓器がないため、TVT手術と比べると、術後の出血や排尿困難などのトラブルが少ないと考えられています。**手術は約30分で終わり体への負担も少なく、手術の翌日から食事・歩行が可能です。

TVT手術とTOT手術の効果は同等とされていますが、本来の尿道の位置にテープをより近づけることができるのはTVT手術のため、「TVT手術のほうが効果が高い」という報告もあります。どちらの術式にするかは、尿もれの程度や患者さんの希望、年齢、既往歴、画像検査、合併症などを考慮し判断します。

（戸山友香）

TOT手術とは

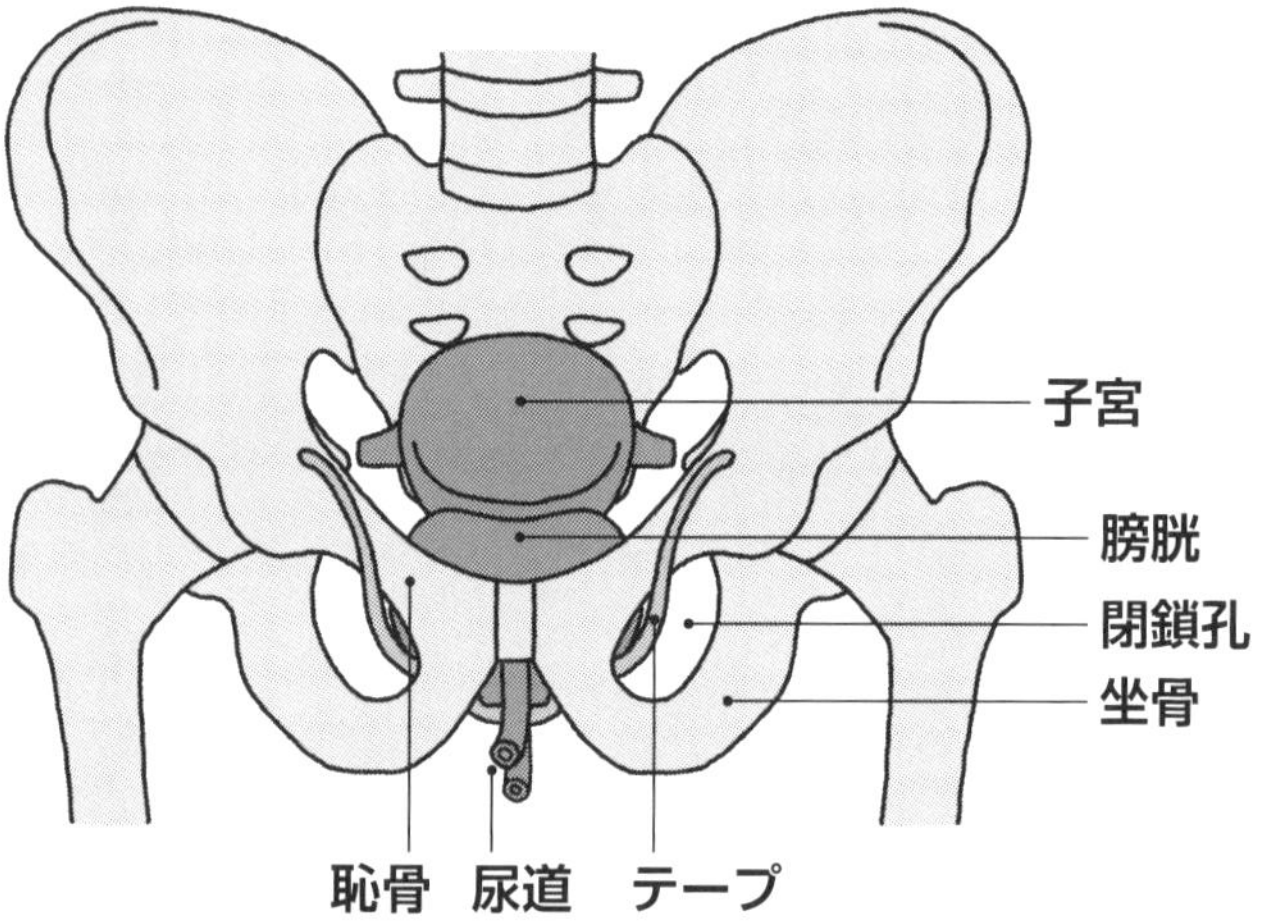

膣と左右の足のつけ根を小さく切開し、骨盤にある閉鎖孔という穴から尿道の裏へV字形にテープを通す。TVT手術と比べ、手探りで針を通す距離が短くて済む。

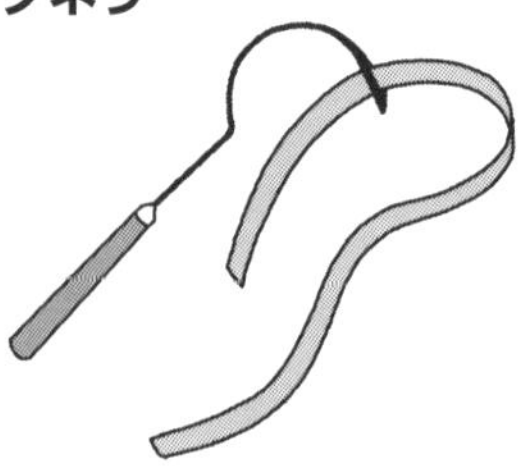

TOT手術専用の針。さまざまな形状のものがある。

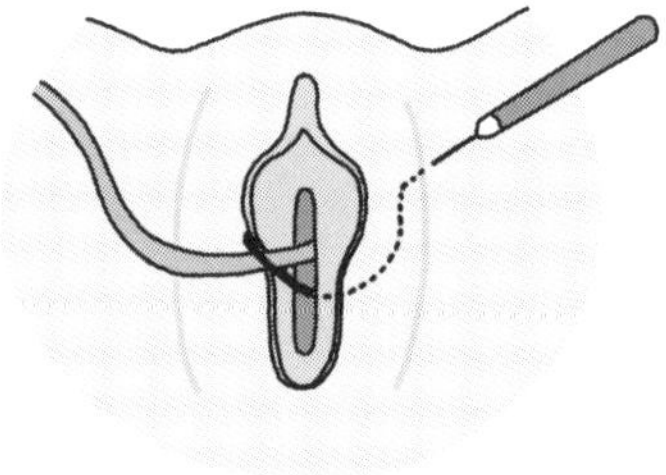

膣壁から出したタネラーにテープを通す。

女性 Q95 新手術でTFSという手術があるそうですが、TVTやTOTとどう違う？

最近では、尿失禁に対して、日帰り手術も可能なTFS手術（中部尿道テープ固定式手術）という術式が登場しています。

TFS手術で使用される尿道を固定するためのテープは、TVT手術やTOT手術（Q93・Q94を参照）で使用されるテープよりもやや細くなっています。また、TFS手術で使用するテープには、「アンカー」と呼ばれる小さなクリップがついており、このアンカーを恥骨《ちこつ》の背面にある会陰《えいん》膜という強固な筋膜に装着することで、尿道をしっかり支えることができます。

このような術式により、重度の尿もれが改善するといわれ、術後の痛みもほとんどなく、ほぼ100%日帰り手術が可能とされています。

ただし、TFS手術は、2020年現在、自費診療となっています。また、行っている病院も限られているため、興味がある場合はTFS手術を行っている病院を事前に調べ、受診することをおすすめします。

ＴＦＳ手術は、尿道に限らず、骨盤内で弱ってしまった靱帯《じんたい》などを補強する位置にテープを通すことができるため、尿もれ以外の疾患《しっかん》や骨盤臓器脱（Ｑ39を参照）の場合にも行われます。骨盤臓器脱のＴＦＳ手術も日帰り可能ですが、尿もれ手術よりもテープを多く使用するため、手術費用は高額になります。（戸山友香）

TFS手術とは

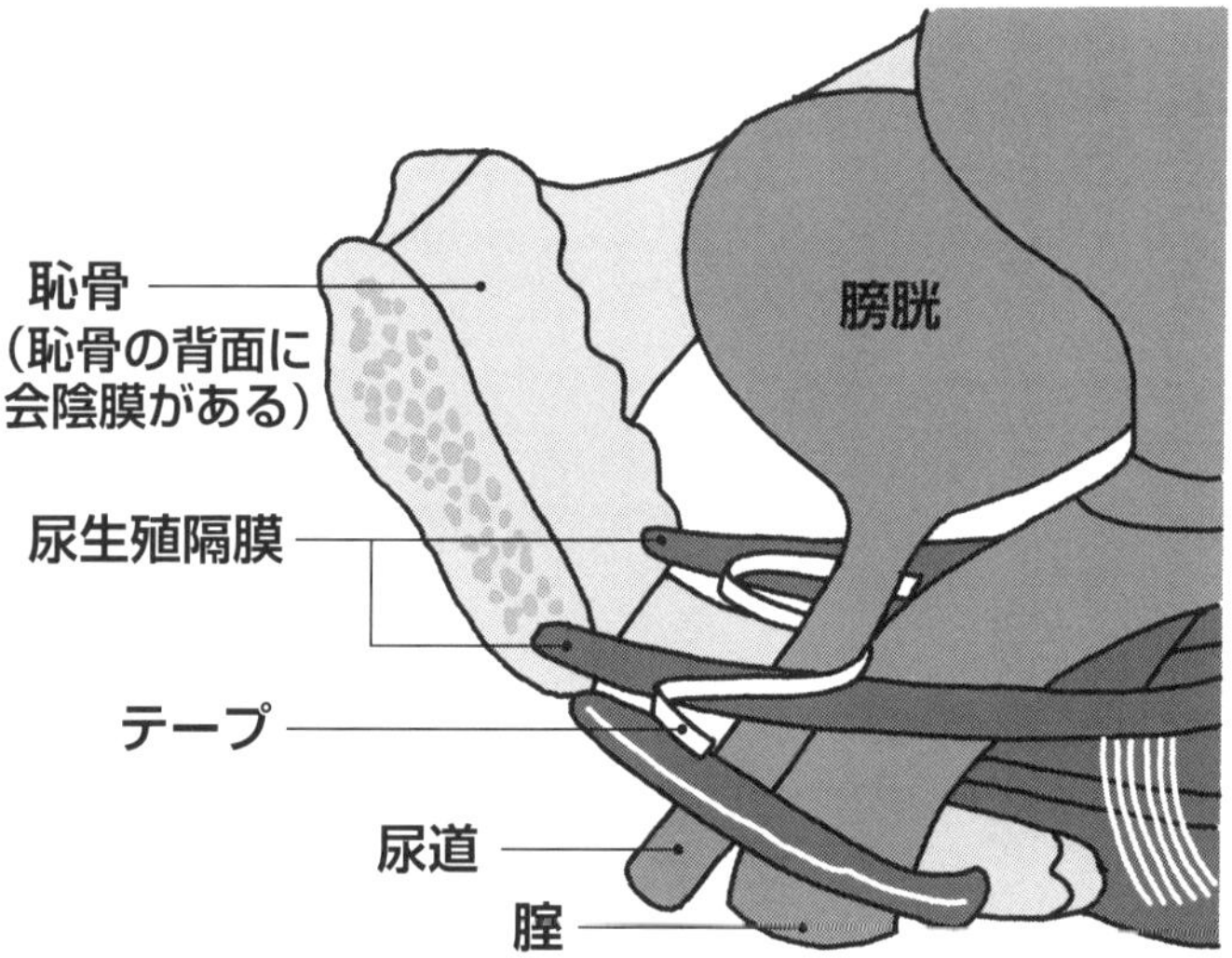

尿道にテープをU字形に通し、アンカーと呼ばれる留め具で会陰膜に装着する。これにより尿道がしっかりと支えられ、重い尿もれが改善する。

Q96 過活動膀胱にはボツリヌス菌治療が効くと聞きましたが、どんな治療法ですか？

正式には「ボツリヌス菌毒素注入療法」といい、A型ボツリヌス毒素が神経に作用する特性を生かし、膀胱《ぼうこう》の過度な収縮を和らげる治療法です。膀胱の過度な収縮を防ぐことで、膀胱の容量を大きくし、たっぷりと尿がためられるようにします。薬物療法でもなかなか改善しないような過活動膀胱（Q28を参照）の人にも非常に効果が高く、また、欧米では一般的な治療法として広く知られています。

治療は、局部麻酔か全身麻酔下で行います。尿道口から膀胱鏡と専用の注射針を挿入し、膀胱の内壁の20カ所にボツリヌス毒素を注射します。2～3日後には効果が現れ、平均で8カ月～1年間持続します。効果的な治療法ではありますが、永久には効果が持続しないのがデメリットです。**基本的に対症療法なので、効果が消失したらくり返し治療する必要があります。**

とはいえ、難治性の過活動膀胱に悩む人にはおすすめです。効果と安全性がはっきり確認されているため、2020年からは健康保険も適用されています。（髙橋　悟）

Q97 お尻に電気刺激を与える仙骨神経刺激療法が頻尿・尿もれに効くというのは本当？

骨盤や会陰《えいん》部の神経にかかわる「仙骨《せんこつ》神経」に電気刺激を加えることで、頻尿や尿もれ症状を改善する治療法です。欧米では多くの臨床試験が行われ、この治療を受けた人の約4割が1日の尿失禁の回数が0《ゼロ》になり、約8割が半分以下になったという報告があります。難治性の過活動膀胱《ぼうこう》（Q28を参照）の人などは、試す価値のある治療法といえます。

まずは、リード線を臀部《でんぶ》の仙骨付近に挿入する手術をします。その後、1～2週間はお試し期間として電流で刺激し、「効果はあるか」、「不快感はないか」をチェックします。そして、ある程度の効果が認められた場合だけ、2回めの手術で電気刺激装置を埋め込みます。あとは、電気刺激のオンオフや強弱をコントロールしながら調整し、経過観察していきます。一度埋め込めば、バッテリーがあるかぎり数年間は刺激を継続できます。便失禁にも有効なので、尿失禁と便失禁の両方がある人にはおすすめの治療法です。

（髙橋　悟）

男性

Q98 前立腺肥大のレーザー治療「HoLEP」とはどんな治療法ですか？

正式には「経尿道的《けいにょうどうてき》ホルミウムレーザー前立腺核出術《ぜんりつせんかくしゅつじゅつ》」といって、特殊なレーザーで肥大した前立腺を切除する手術です。体への侵襲性が低く、通常3～5日で退院でき、中には日帰りできる場合もあります。術後の痛みも少なく、傷の炎症も早く治まるので、体力のない高齢男性でも安心して受けられます。また、肥大が進んで従来の**手術が受けられない人でも治療が可能です。**

手術は、尿道から内視鏡を挿入して行います。レーザーファイバーを前立腺の内腺と外腺の間に入れ、ホルミウムヤグレーザーという特殊なレーザー光を照射して肥大した内腺をくりぬきます。メスで切り取るのではなく、レーザーで外腺からはがすように分離するため、出血が少なくてすむのです。切り取った組織は膀胱《ぼうこう》内で砕いて摘出し、約2時間で手術は終了します。

ホルミウムヤグレーザーは水に吸収されやすく、尿道や膀胱が尿で満たされていれば、余計な組織を傷つけることなく患部を切除できます。つまり、非常に安全性が高く、合併症も起こりにくいとされています。また、きれいにはがして吸引するため、取り残しがなく、再発の可能性もほとんどありません。

ときに術後は急に尿の通りが改善され、一時的に尿もれを起こす人もいます。そのさいは排尿や水分摂取にかんするアドバイスを受けたり、リハビリを行い、通常1カ月程度で尿トラブルが解消され、快適に排尿できるようになります。

（髙橋　悟）

経尿道的ホルミウムレーザー前立腺核出術とは

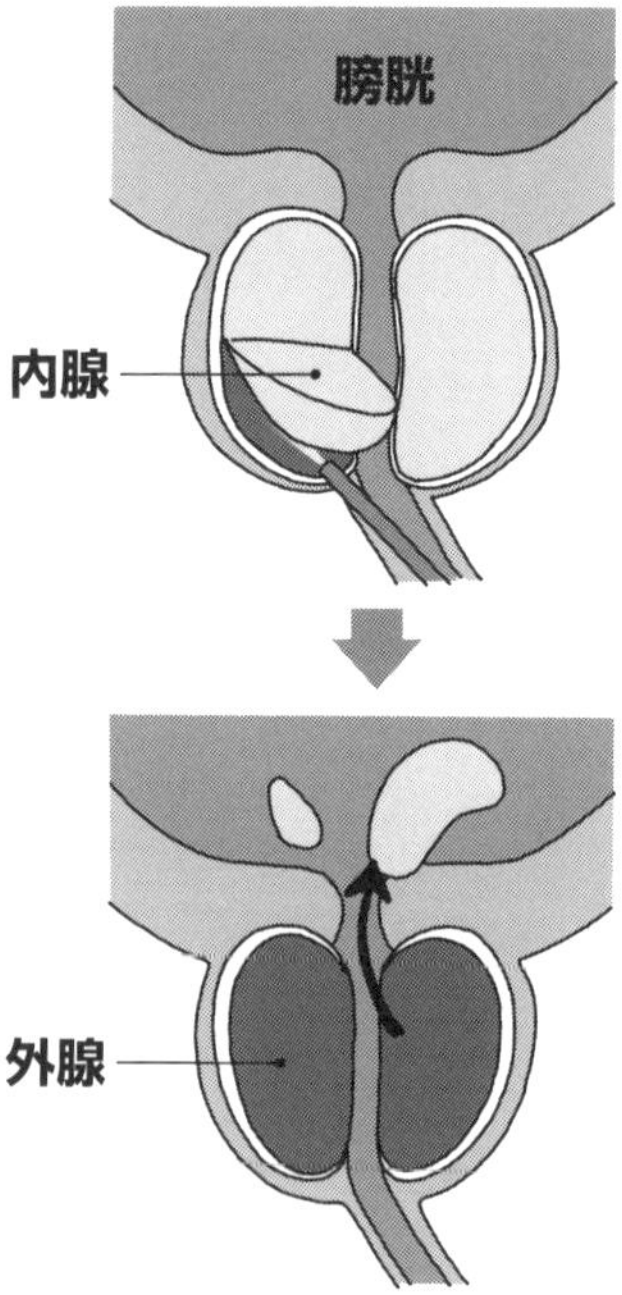

内腺と外腺の境めにレーザーを当て、肥大した前立腺をくりぬくように切除する。

くりぬいた前立腺は、数回に分けて膀胱に移動させ、最後に膀胱内で砕いて吸引する。

第8章

運動療法①骨盤底筋トレーニングの疑問6

Q99 骨盤底筋体操は腹圧性尿失禁の予防法ですが、過活動膀胱の人にも必要ですか？

骨盤底筋体操というと腹圧性尿失禁（Q12を参照）の対策としてまっ先にあげられますが、実は過活動膀胱《ぼうこう》（Q28を参照）も骨盤底筋の衰えがかかわっているので、対策としてやはり必要です。日本排尿機能学会のガイドラインでも過活動膀胱の改善策として推奨されています。

中でも、過活動膀胱の主な症状で、急に尿もれする切迫性尿失禁（Q14を参照）は目に見えて改善します。骨盤底筋が強く太くなることで、しっかり膀胱や尿道を支えることができ、排尿コントロールがしやすくなるのです。突然、尿意に襲われたときも、骨盤底筋にぐっと力を入れることで尿もれを防げるようになります。

骨盤底筋は意識して動かすことが難しく、最初はどこを動かせばいいのかわからない人がほとんどです。特に骨盤底筋が弱っている人は間違った場所を動かしてしまう場合が多く、初めは専門家の指導を受けて行うといいでしょう。年齢とともに衰えていくので、今は尿トラブルがなくても、予防策におすすめです。

（横山　修）

Q 100 骨盤底筋体操は、どのくらいで効果が現れますか？

骨盤底筋体操はできれば毎日、最低15分間は行いましょう。続けることで徐々に筋肉がついてきますが、骨盤底筋が十分に太く肥大するまではおよそ2～3カ月かかるでしょう。ただし、生活習慣も同時に見直せば、もっと早く効果が現れます。

例えば、高血圧や糖尿病といったいわゆる生活習慣病は、尿トラブルの原因になります。高血圧の人は薬の影響で夜中に尿量が増え、睡眠を妨げる夜間頻尿になりがちです。糖尿病には浸透圧利尿といって多飲多尿となる代表的な症状があります。どちらも適度な運動と食事制限で改善する疾患《しっかん》なので、生活習慣を見直すことで尿トラブルが改善する可能性があります。また、単なる夜間頻尿だけなら、就寝前のアルコールや水分を控えるだけで解消されることもあります。

もし、QOL（生活の質）が低下して早く効果を得たいなら、薬による治療をおすすめします。現在はβ《ベータ》3作動薬（Q70を参照）のように、副作用が少なく即効性のある薬があるので、つらい症状を無理に我慢する必要はありません。

（横山　修）

Q 101 骨盤底筋体操の基本的なやり方を教えてください。

骨盤底筋体操はあおむけやイスに座って、机にもたれて、四つんばいなどいろいろな姿勢で行いますが、ここでは最も一般的なあおむけに寝て行う方法を紹介します。あおむけは体の力を抜きやすいため、骨盤底筋の動きを実感しやすくなります。

骨盤底筋は、腟《ちつ》や肛門《こうもん》をギューッと持続的に締める働きをする「遅筋」と、キュッと瞬間的に締める働きをする「速筋」という、二つの特徴の異なる筋肉で構成されています。この両方を刺激して鍛えることで、頻尿や尿もれの症状を改善できます。

「1日60回以上行うと効果がある」というエビデンス（科学的根拠）もあります。これを一気に行うのではなく、10～20回を1セットとして、4～6セットに分けて行うことをおすすめします。場所や時間は問いませんが、起床直後や就寝前に布団の中で行うと習慣づけしやすいと思います。ほかにも、生活のリズムに合わせて「お昼ご飯を食べたあと」「お風呂に入る前」など習慣にできそうな場面を見つけ、そのときは必ず行うと決めてしまえば続けやすいでしょう。

（髙橋　悟）

基本的な骨盤底筋体操のやり方

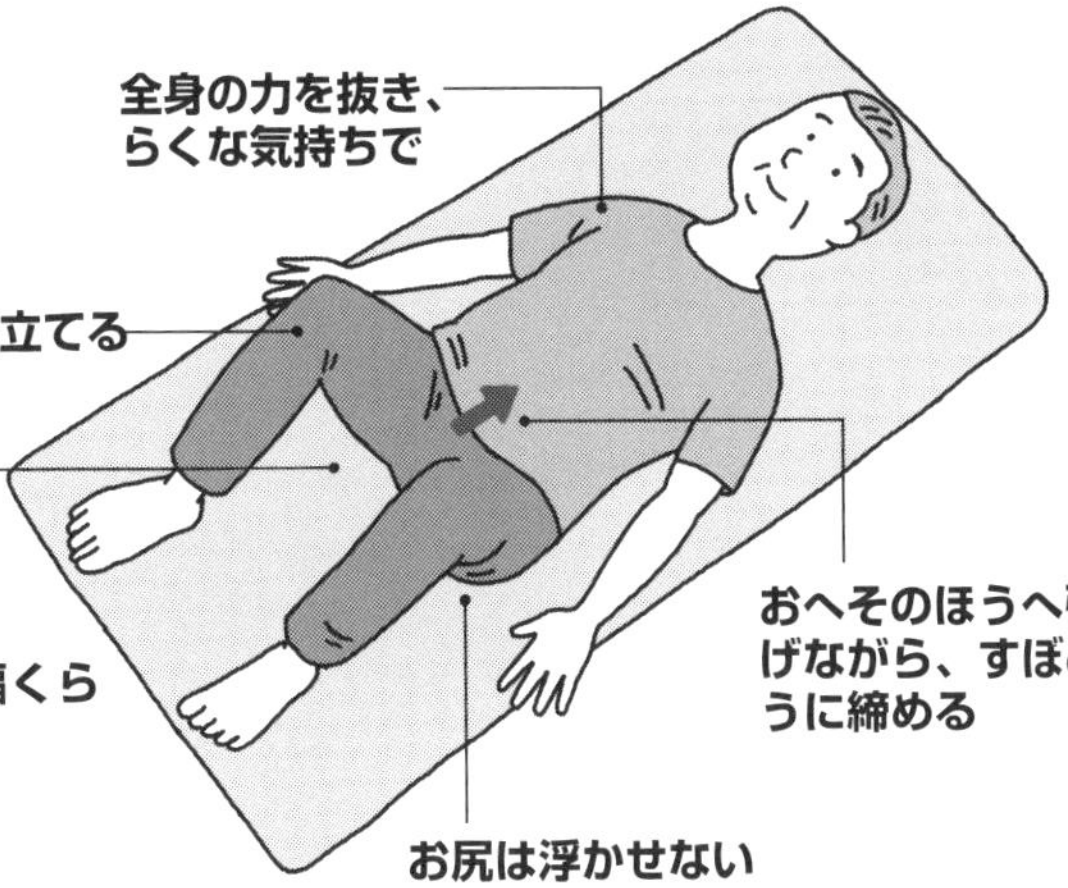
両足を肩幅くら
いに開く
げながら、すぼめるよ

① あおむけになって両手を体の横に置き、足を肩幅くらいに開いてひざを少し立てる。全身の力を抜いてリラックスした状態でスタート。

② 男性は肛門と陰茎のつけ根を、女性は肛門と腟、尿道を意識して、そのままギューッとおへそのほうへ引き上げるつもりで10秒間締める。５～10秒間休んだら同じ動作を行う。これを10～20回くり返す。こちらが遅筋のトレーニングになる。

③ 次は速筋のトレーニング。②と同じ要領で、今度はキュッと１～２秒間短く締める動きを３回くり返す。５～10秒間休んだら同じ動作を行う。これを10～20回くり返す。

以上の体操を速筋と遅筋を意識しながら10～20回を１セットとして４～６セット行うのがベスト。②だけをくり返し行ったり、②と③を交互に行ったり、やり方に変化をつけると飽きない。

Q102 骨盤底筋体操の効果を高めるポイントはありますか？

骨盤底筋体操の効果をより高めるには、自分でどこを締めているのかを意識して行うことが大切になります。骨盤底筋は目に見える部分ではないため、どこを鍛えているのか、なかなかイメージしにくいと思います。しかし、一般的な筋トレと同じで、刺激している部位を意識するとしないとでは、その効果に違いが出ます。

Q20のイラストを参考にして、体のどのあたりの、どんな部位を鍛えているのか、具体的に知っておきましょう。**そして体操をするときは、その部分に意識を向けて行ってください。男性と女性では締める部位に違いがあります。正しく理解して実践しましょう。**

骨盤底筋体操には、座って行う方法などもありますが、全身の力が抜けやすいあおむけの姿勢のやり方（Q101を参照）が、骨盤底筋の位置や微妙な動きを実感しやすいと思います。最初はこの姿勢から始めましょう。また、三日坊主で終わらせず、気長に続けることも大切です。効果が現れるまでは毎日、2～3カ月間は続けてください。生活の一部として取り入れ、習慣化できれば理想的です。

体操の効果を知る方法もあります。バイオフィードバック療法と呼ばれるもので、膣《ちつ》内圧計や筋電図などのセンサーを装着して骨盤底筋体操を行うことで、膣や肛門《こうもん》内部の筋肉の収縮や弛《し》緩《かん》などがモニタリングできます。

患者さんもモニターで筋肉の動きなどがわかり、力の入れ加減などが体感として理解できます。筋力の変化なども記録されるため、体操の効果を医師に評価してもらえます。そうなればモチベーションを高く保つ効果も期待できます。

（高橋　悟）

締めるときに意識する部位

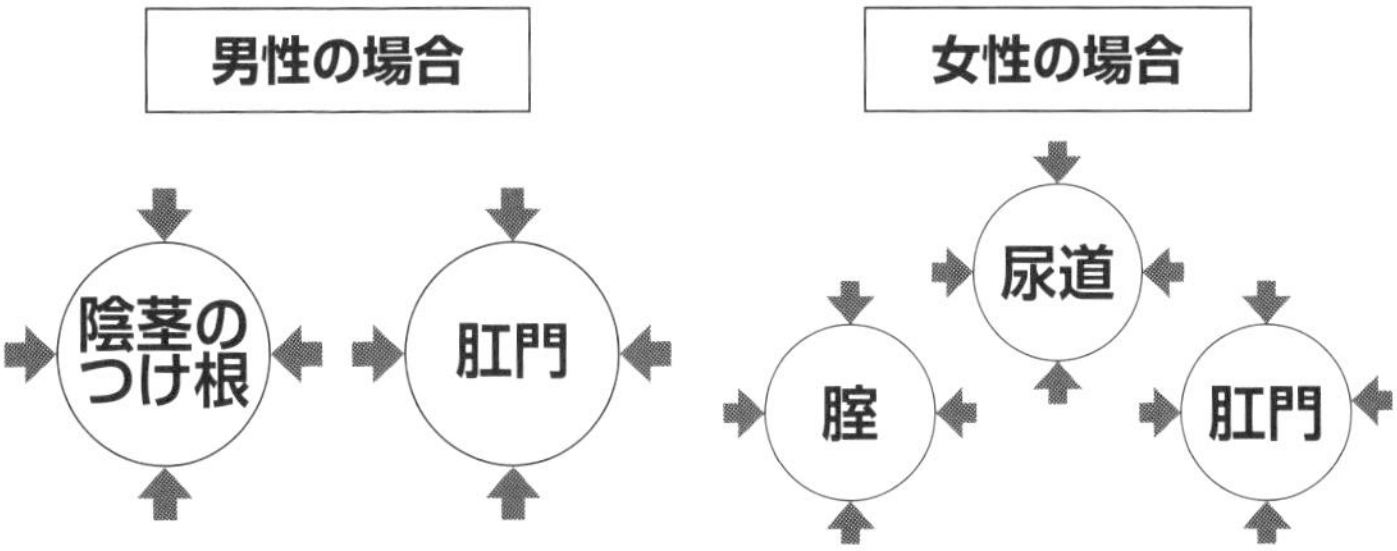

男性は「おしっこを止めるように」締める

女性は「膣で水を吸い上げるように」締める

POINT
どこを締めるのか、意識して鍛えると効果が違う。

速筋／キュッと短く締める
遅筋／ギューッと長めに締める

Q103 従来の骨盤底筋体操よりも、力を入れる部位がわかりやすい体操はありますか？

骨盤底筋を鍛えるのによく知られているのが、尿道・膣《ちつ》と肛門《こうもん》をギュッと締める骨盤底筋体操です。ただし、骨盤底筋は骨盤の奥にあるため、その位置や動きを意識するのはなかなか難しいものです。「ギュッと締めてください」と説明され、ご自身で意識して行っているつもりでも、「本当にできているのだろうか」と実感がわかない人や期待されるほどの効果が得られなかった人もいるのではないでしょうか。

そこでおすすめなのが、タオルを使った骨盤底筋体操です。巻いたタオルを股間《こかん》とイスの座面の間に置いて座り、骨盤底筋を動かすという方法です。ジムなどで筋肉トレーニング（筋トレ）をした経験のある人はご存じかもしれませんが、筋肉は鍛えている部位を意識することで、効果的に強められます。**骨盤底筋体操をした人の中で効果が現れない人がいるのは、骨盤底筋が体の奥深くにあって意識しにくいためです。**ましてや、骨盤底筋を自覚して動かしたことがないなら、力の入れ方すらわからないでしょう。

そこで、巻いたタオルを股間に当てることで、「この部分に力を入れて締めればいいのか」と脳にインプットでき、骨盤底筋を意識的に鍛えることができるというわけです。この方法なら、骨盤底筋を確実に鍛えることができ、効果が上がるだけでなくやる気もアップしやすくなり、長続きする人が多いようです。やり方はＱ１０４を参照してください。（関口由紀）

骨盤底筋が強まるしくみ

位置や動きを自覚でき、骨盤底筋が強まる

タオルによる刺激で骨盤底筋の位置や動きが自覚でき、骨盤底筋を強く意識しながらトレーニングできる。

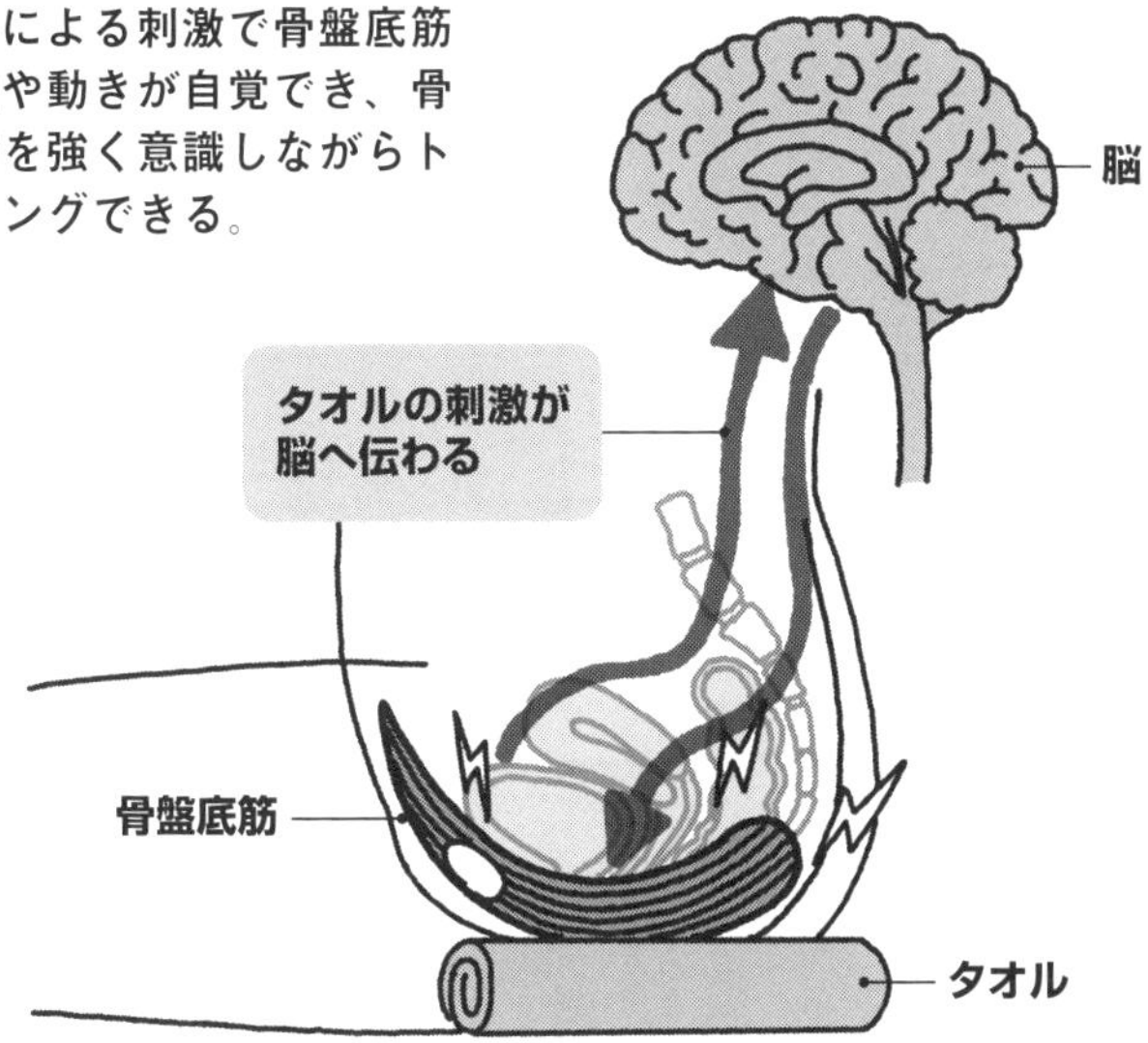

Q 104 従来の骨盤底筋体操よりも効果が期待できるやり方を教えてください。

Ｑ１０３で述べたタオルを使って行う骨盤底筋体操のやり方を紹介しましょう。普段は意識しにくい骨盤底筋を、しっかり意識しながら鍛えることができます。

●用意するもの…薄手のフェイスタオルとイス

●方法…タオルを左図のように巻いて会陰《えいん》部の前後に当たるようにイスの座面に置いて座り、上半身を前後にゆらします。骨盤底筋の前部を鍛えたい場合はひざを閉じて、後部を鍛えたい場合はひざを開いて行いましょう。膣《ちつ》を締めるときは、息を細く長く吐き出すようにしながら、タオルを骨盤底筋でつかんで持ち上げるようなイメージで行います。息を吐き終わったら、反対に、今度はゆっくりと吸い込みながらタオルを離していくようにします。

●注意点…ゆっくりした呼吸で、背すじを伸ばした状態で行います。

（関口由紀）

タオルの巻き方

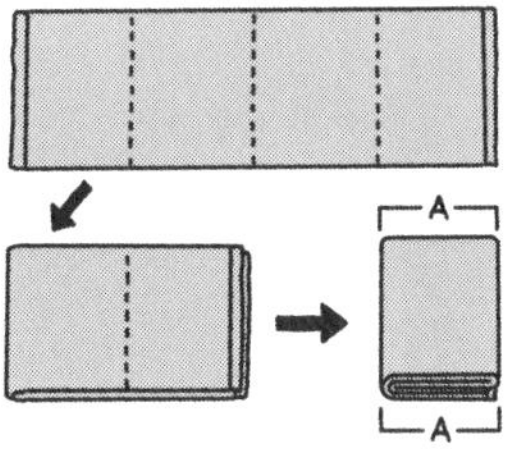

①薄手のフェイスタオルを
横に4つ折りにする

②①の短いほうの
辺からクルクル
巻いていく

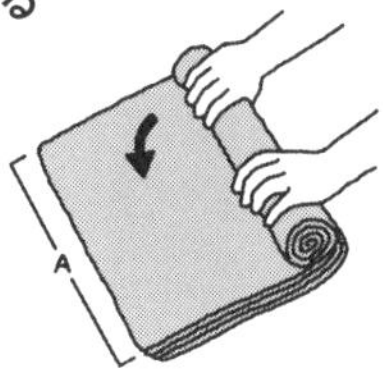

③中央と両端を輪ゴムで
留める

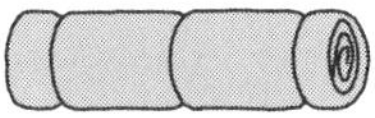

感覚チェック

巻いたタオルを会陰部の前後に当たるようにイスに座り、
タオルに骨盤底筋が当たっている感覚を確認する。

●骨盤底筋の前部

上半身を前に倒したときに
タオルの当たる部分。

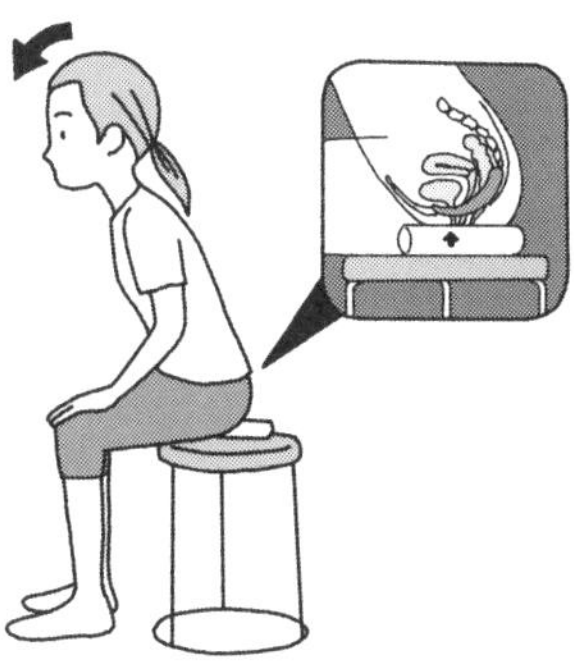

●骨盤底筋の後部

上半身を後ろに倒したとき
にタオルの当たる部分。

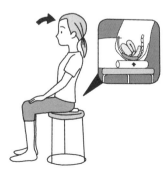

ひざ閉じ刺激

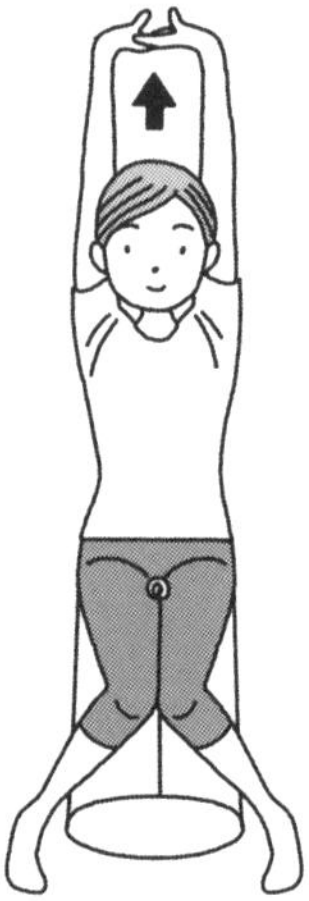

① 巻きタオルの上に座り、両ひざをつけ、両足先は外側に開く。

② 手のひらを上に向け、5秒かけて息をゆっくり吐きながら、腕をめいっぱい上に伸ばす。

③ 息を吐き終わったら力をゆるめて、ゆっくり息を吸う。

女性……腕を伸ばしたら骨盤底筋の前部を意識しながら膣をギューッと引き上げるように力を入れる。

男性……腕を伸ばしたら骨盤底筋の前部を意識しながら、睾丸を引き上げるように力を入れる。

ひざ開き刺激

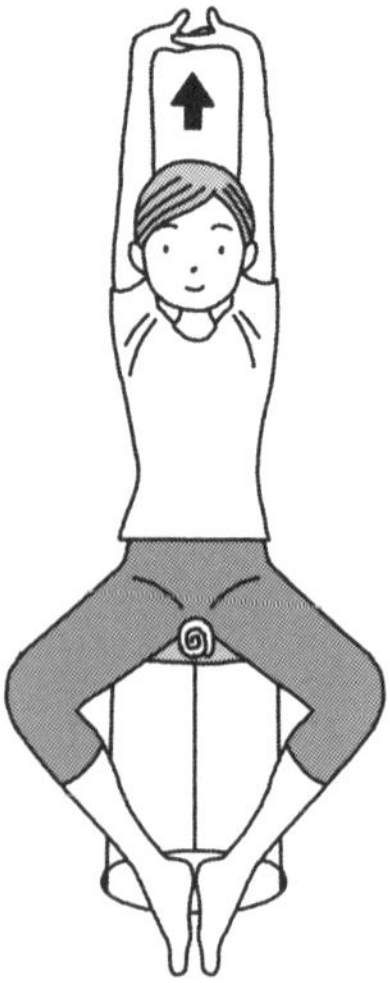

① 巻きタオルの上に座り、両ひざを開いて両足の裏を合わせる。

② 手のひらを上に向け、5秒かけて息をゆっくり吐きながら、腕をめいっぱい上に伸ばす。

③ 息を吐き終わったら力をゆるめて、ゆっくり息を吸う。

男女ともに……腕を伸ばしたら骨盤底筋の後部を意識して、肛門をギューッと締めるように力を入れる。

第9章

運動療法②過活動膀胱のセルフ対策の疑問5

Q 105 医師から排尿日誌をつけるようにいわれましたが、なぜですか？

1日の排尿時間と排尿量を記録したものを排尿日誌といいます。これによって「1日の尿量」、「1日の排尿回数」、「1回の尿量」などが明らかになり、尿トラブルの原因が浮かび上がってきます。

例えば、1回の排尿量が少なく排尿回数が多い場合は、膀胱《ぼうこう》の容量が小さくなっている可能性があります。排尿の多い時間帯もわかるため、昼間頻尿なのか夜間頻尿なのかも一目瞭然《りょうぜん》です。特に過活動膀胱の場合は傾向として夜間頻尿が多いので、医師の診断の目安にもなります。

また、1日の排尿量が明らかに多い場合は、水分摂取量に注目します。最近は健康のために意識的に水分をとる高齢者が増え、それが夜間頻尿につながることもあります。夜間、尿量が多い人は寝る前の水分やアルコール、カフェイン摂取を控えるようにするなど、夜間の尿量をもとに水分摂取量を調節するといいでしょう。1日の排尿量が2000ｍℓ《ミリリットル》（2ℓ《リットル》）以上の人は、日中の水分摂取も見直す必要があります。1

日の適切な水分摂取量は、体重1キロにつき20～30ミリリットル未満（体重60キロで1800ミリリットル未満）とされています。これを基準にして水分のとりすぎに注意し、1日の排尿量を1200～1500ミリリットルに抑えるようにしましょう。

排尿日誌をつけるうちに自分の排尿量がわかり、おのずと水分摂取量をコントロールできるようになります。客観的に排尿状態を把握することで、自己管理できるようになるのです。（横山　修）

排尿日誌の例

排尿日誌

8月11日（金）

起床時刻：(午前)午後　7時00分
就寝時刻：午前(午後)　11時00分

Memo　その日の体調など気づいたことがあれば記載してください。

夜中トイレに間に合わなかった

※1 朝1回目の尿量は、前日の尿量になります。

時間	排尿（○印）	尿量（mℓ）	もれ（○印）	水分摂取量（mℓ）
※1 7時05分	○	210mℓ	○	
7時30分		mℓ		水100ml コーヒー200ml
8時40分	○	120mℓ		
9時30分		mℓ		水150ml
10時05分	○	130mℓ		
12時30分	○	80mℓ	○	
13時00分		mℓ		お茶300ml
14時15分	○	120mℓ		
15時30分	○	80mℓ		
17時45分	○	135mℓ		

時間	排尿（○印）	尿量（mℓ）	もれ（○印）	水分摂取量（mℓ）
19時00分		mℓ		お茶180ml
20時15分	○	80mℓ		
21時00分	○	120mℓ		
21時40分		mℓ		水120ml
22時00分	○	100mℓ		
23時00分	○	80mℓ		就寝
3時05分	○	140mℓ	○	
時　分		mℓ		
時　分		mℓ		
時　分		mℓ		
時　分		mℓ		
時　分		mℓ		
時　分		mℓ		
時　分		mℓ		
時間	**排尿**	**尿量**	**もれ**	**水分摂取量**
計	12回	1395mℓ	3回	mℓ

翌日 8月12日の起床時刻：(午前)午後　7時15分
排尿量　250mℓ

Q106 排尿日誌のつけ方を教えてください。

排尿日誌は医師の診断にも役立ちますが、自分の排尿パターンや排尿量を知ることで、生活習慣の改善やセルフケアにもつなげることができます。複雑な手順や難しいことは全くありません。気軽な気持ちでトライしてみましょう。

用意するものは、計量カップと排尿日誌の用紙です。計量カップは５００《ミリリットル》くらいの容量があるものを使います。尿を入れるので、使い古しの計量カップでもいいですし、ペットボトルの口部分をカットして、50《ミリリットル》ごとに目盛りの印をつけてもいいでしょう。用紙は日本排尿機能学会のホームページからダウンロードできますが、１７２～１７３《ページ》をコピーしてお使いいただいてもかまいません。

まず、朝起きて最初の排尿からスタートします。その後も昼～夜と、排尿するたびに次の事柄を記入していきます。

①排尿時間

排尿した時間が何時何分なのかを書き込みます。5分単位で記入します。

②排尿量

トイレに計量カップを置き、直接カップに排尿して計ります。10ミリリットル単位で記入するといいでしょう。

③尿もれ・失禁

尿もれや失禁があった場合はメモをしておきましょう。

④起床時間・就寝時間

昼間と夜間の排尿を区別するため、起床時間と就寝時間も忘れずに記入します。以上のことを24時間記入したら、翌朝からは次のページに記入します。その他、尿意の強さ（切迫感があったかどうか）やその日の体調（カゼぎみだったなど）についても欄外に書いておくと役立ちます。

また、余力があれば、摂取した水分も記入しておきましょう。お茶やコーヒー、ジュース、牛乳などの飲み物、スープやみそ汁などの汁物を、それぞれ○○ミリリットルと書き込みます。ちなみに、コップは約180ミリリットル、湯呑《の》み・コーヒーカップは約120ミリリットル、汁椀は約150ミリリットルなので、分量はこれを目安にするといいでしょう。

できれば3日～1週間、日誌を続けるのが理想的ですが、平日は忙しいという人は週末の2日間だけ、まずは試しにつけてみましょう。最低2日間つければ、その人の排尿状態や膀胱《ぼうこう》の大きさ（容量）などがわかってきます。

（横山　修）

時間	排尿（○印）	尿量（mℓ）	もれ（○印）	水分摂取量（mℓ）
時　　分		mℓ		
時　　分		mℓ		
時　　分		mℓ		
時　　分		mℓ		
時　　分		mℓ		
時　　分		mℓ		
時　　分		mℓ		
時　　分		mℓ		
時　　分		mℓ		
時　　分		mℓ		
時　　分		mℓ		
時　　分		mℓ		
時　　分		mℓ		
時　　分		mℓ		
時間	排尿	尿量	もれ	水分摂取量
計	回	mℓ	回	mℓ

翌日　月　日の起床時刻：午前・午後　時　分

排尿量　mℓ

排尿日誌

月　日 （　）	起床時刻：午前・午後　時　分 就寝時刻：午前・午後　時　分

Memo その日の体調など気づいたことがあれば記入してください。

※1 朝1回目の尿量は、前日の尿量になります。

時間	排尿（○印）	尿量（mℓ）	もれ（○印）	水分摂取量（mℓ）
※1 時　分		mℓ		
時　分		mℓ		
時　分		mℓ		
時　分		mℓ		
時　分		mℓ		
時　分		mℓ		
時　分		mℓ		
時　分		mℓ		
時　分		mℓ		
時　分		mℓ		

※この見開きページをコピーして排尿日誌としてお使いください。

Q107 過活動膀胱には排尿を我慢する「膀胱訓練」が必須とされますが、なぜですか？

膀胱訓練《ぼうこう》とは、尿意を感じたときにトイレに行くのをできるだけ我慢して、膀胱にためられる尿の量を少しずつ増やしていく訓練です。健康な膀胱は柔軟に伸び縮みでき、尿がたまると膀胱はふくらみます。ところが、過活動膀胱（Q28を参照）の人では膀胱の柔軟性が失われているため、尿がたまりにくく、少し尿がたまっただけでも尿意を感じます。膀胱訓練を行うと、膀胱は徐々に柔軟性を取り戻し、尿をためる容量を増やすことができるのです。

やり方はとても簡単です。まず、尿意を感じたら気持ちを落ち着けてイスに座り、数分間我慢します。このとき、なるべく尿意のことは考えず、別のことを考えたり音楽を聴いたりして気を紛らわせるようにするのがコツです。初めは1～2分間我慢してみましょう。慣れてきたら、5～10分、15分…と時間を延ばしていきます。最初はもれてしまうこともあるので、必ず自宅で行い、心配なら尿もれパンツなどを身に着けて行うといいでしょう。我慢できないときはすぐにトイレに行き、無理をしすぎないのも訓練を継続させる秘《ひ》訣《けつ》です。最終目標を決めて地道に毎日行えば、しだいに頻尿や尿意切迫感が軽減され、四六時中トイレのことを考える生活からいつのまにか解放されます。

また、この膀胱訓練は、「骨盤底筋トレーニング」（第8章を参照）と併せて行うことをおすすめします。これを「統合的膀胱訓練」といい、過活動膀胱のさらなる改善が期待できます。

（横山　修）

膀胱訓練の流れ

準備　排尿日誌をつける（Q105・Q106を参照）
排尿日誌をつけて自分の排尿回数・排尿感覚を把握する。

① 尿意を我慢する

尿意を感じたらイスに座り、まずは1～2分我慢する。排尿するときは、尿意の波が強いともれやすいので、弱まったときにトイレに行く。

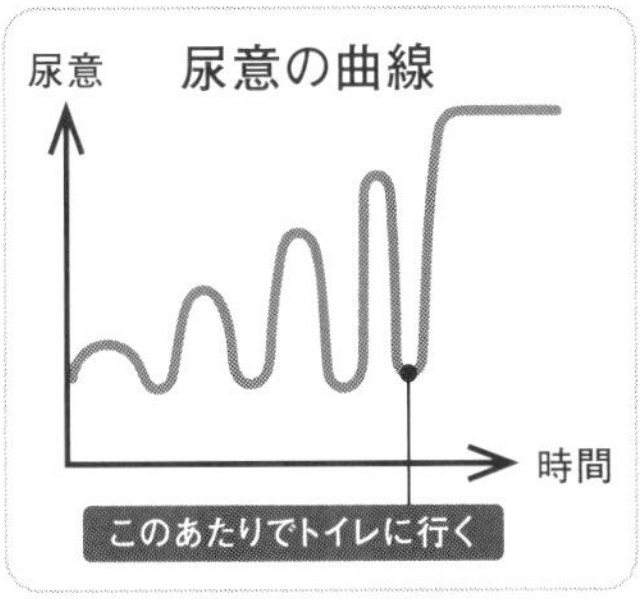

② 我慢する時間を延ばす

慣れてきたら徐々に時間を延ばしていく。
すぐに効果を実感できなくても焦らず根気よく続ける。

Q108 排尿を我慢する方法を教えてください。どのくらい我慢できたら合格ですか？

排尿を我慢するときは、尿を膀胱《ぼうこう》内にせき止めるイメージで、尿道にグッと力を入れてください。また、尿意からなるべく気をそらすこともポイントです。テレビを見たり音楽を聴いたりして、ほかのことに集中するように心がけましょう。そうやって我慢しているうちに膀胱の緊張がほぐれ、「尿意の波」が遠のきます。

我慢する時間は、初めは無理せず１～２分からスタートしましょう。１日１回でもいいので続けていき、慣れてきたら５分、10分、15分…と徐々に時間を延ばしてステップアップします。こうして排尿間隔を少しずつ延ばしていくと、膀胱の容量が増して自然と我慢ができるようになってきます。

最終目標についても個人差はありますが、排尿間隔を3時間あけられるまで我慢できれば、合格といえるでしょう。１日８回程度の排尿なら、日常生活に支障をきたすこともありません。トイレのことを気にせず安心して日常生活が送れるようになることを、まずは目標にしてみましょう。

（横山　修）

Q109 過活動膀胱の改善に竹踏みが効くと聞きました。本当ですか？

もともと足裏にある土踏まずは、膀胱《ぼうこう》との関係が深いとされてきました。鍼灸《しんきゅう》などの分野でも、土踏まずを刺激して膀胱や尿道の働きを整える手法がありま す。また、この研究のヒントとなった「神経変調治療」という物理療法でも、臀部《でんぶ》やふくらはぎに刺激をくり返し与えることで、臓器の働きを正す方法があります。

こうした点に注目した私の研究グループは、健康法として広く知られた竹踏みを活用することで、神経変調治療と同じような刺激が足裏（土踏まず）に与えられ、ひいては尿トラブルの改善に役立つのではないかと考えました。

そこで私たちが行った試験では、朝夕2回、1回につき2分間、青竹の上での足踏みを28日間続けてもらいました。対象となったのは、通常の治療で症状が改善しにくかった、過活動膀胱（Q28を参照）の患者さん22人（27～90歳）です。

年齢差や個人の体力差もあることから、竹踏みの速さや強さといった条件は特に設けず「なるべくはだしで、土踏まずで竹を踏む」ことを指導しました。その結果は以下のとおりです。

①1回の最大排尿量が約300ミリリットルから350ミリリットルに増加。

②1日の平均排尿回数は11回から9・5回に減少。

③昼間の平均排尿回数は9回から8回に減少。

④夜間の平均排尿回数は2回から1・5回に減少。

なお、1日の平均尿量の合計には変化が見られませんでした。ここからいえるのは、膀胱の蓄尿能力の改善や、排尿回数の減少です。さらに、過活動膀胱チェック票（Q29を参照）は、スコアが5・5から4に低下。QOLスコアも4・2から2・5に下がりました。**このデータからも過活動膀胱の改善に、竹踏みが一定の効果を持つといえます。**ただし、竹踏みはあくまでセルフケアの一環なので、過活動膀胱の人は医師の治療を受けることを忘れないでください。

（皆川倫範）

竹踏みで過活動膀胱が改善

1日2回（朝と夕方）竹踏みを行う。

土踏まずで足踏みすること。速さや強さは無理のない程度でいい。竹踏みの竹がない場合は、土踏まずを刺激できるようなほかの健康器具で代用してもいい。

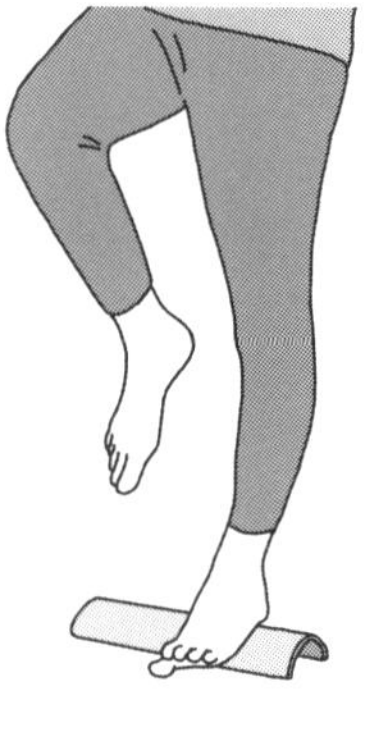

POINT

高齢者や運動の苦手な人は、手すりにつかまって行うようにしてください。

第10章

尿もれを防ぐ緊急時の対策とセルフケアの疑問20

Q110 せきをしたときに起こる急な尿もれの防ぎ方を教えてください。

骨盤底筋を構成している筋肉には、役割や特徴の違う速筋と遅筋があります（Q101を参照）。瞬間的な働きをする、いわば瞬発力を発揮するのが速筋。持続的な働きをする、さしずめ持久力のあるのが遅筋です。

陸上競技の選手でたとえると、速筋は短距離走のスプリンター。遅筋はマラソンなど長距離走の選手といったところです。

これを尿意への反応で見ると、さらに役割分担がわかりやすくなります。急な尿意に対して素早く尿道を引き締めるのが速筋。長時間トイレを我慢するなど、尿道をずっと引き締めつづけるのは遅筋の役割です。

くしゃみや大笑いで起こる尿もれは、腹圧性尿失禁（Q12を参照）の典型例ですが、これは速筋を鍛えることで予防できます。

せきやくしゃみが出そうなとき、重い物を持ち上げるときなど「おなかに力が入りそう」と思われるときは、その前に意識的に腟《ちつ》をキュッと締めてください。そうすれば速筋が素早く作用して、尿もれを防いでくれます。

スポーツをするとき、階段昇降や子供を抱き上げるなど、日常生活で腹圧がかかる場面でも、普段から速筋を鍛えておけば安心です。

速筋を鍛える方法は実に簡単で、あおむけ寝の姿勢で骨盤底筋を意識して、膣をキュッと1～2秒間引き締めて脱力します。5～10秒間休んだら同じ動作を行い、これを10～20回くり返します（Q101を参照）。「素早く締める→脱力」のくり返しをリズムよく行いましょう。

（髙橋　悟）

日常生活で腹圧のかかる場面

「おなかに力が入りそう」と思ったときは、その瞬間に膣を締めて速筋を働かせれば尿もれを予防。

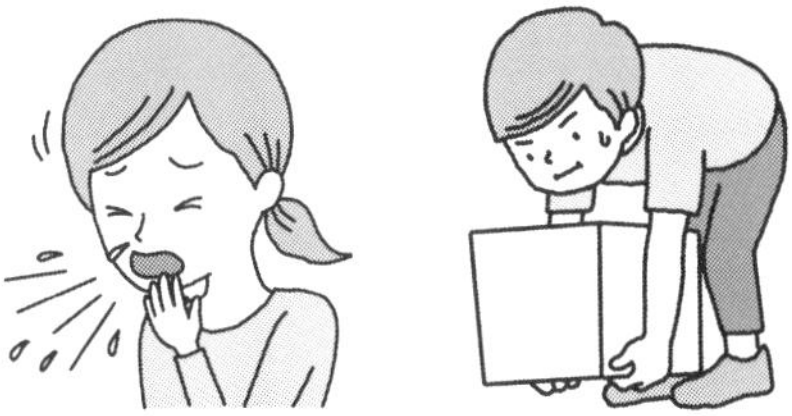

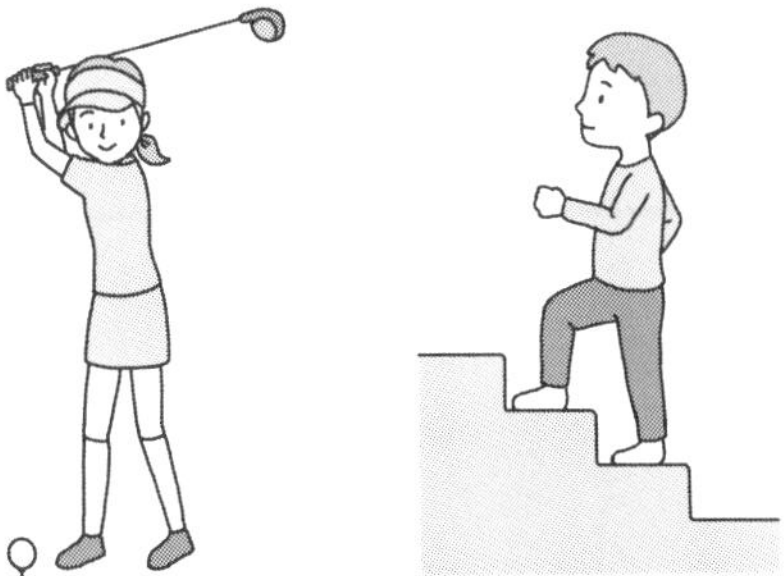

日常生活やスポーツの場面でも腹圧のかかる動作は多い。そんなときも速筋を鍛えておけば安心。

Q 111 突然、尿意に襲われたときの緊急対処法は？

出かける前にトイレに行ったはずなのに、突然尿意に襲われて焦った経験がある人は多いのではないでしょうか。駅や飲食店ならトイレに駆け込むことができますが、ドライブの最中、しかも渋滞中に尿意に襲われたら、「もらしたらどうしよう」といった不安や焦りも手伝い絶体絶命のピンチといえるでしょう。

こんなときの緊急対処法としておすすめなのが、「肛門《こうもん》と膣《ちつ》をギュッと締めてゆるめる」という動作をくり返すこと。5秒締めたら5秒ゆるめるくらいのタイミングで行いましょう。加えて、なるべくトイレ以外のことを考えたり、音楽を聴いたりするなど、尿への意識を紛らわせましょう。すると、専門的にいうと「会陰《えいん》排尿筋抑制反射」が起こって膀胱《ぼうこう》の異常収縮が抑えられ、強い尿意を落ち着かせる効果が期待できます。男性は、尿道と肛門をギュッと締めるようにしましょう。

ただしこの方法は、あくまでも応急処置のようなもの。突然の尿意に襲われる症状を根本から解消するためには、日ごろから、骨盤底筋体操（第8章を参照）を継続して行いましょう。

トイレを我慢しなければならないようなストレスの多い職場で働いていると、自律神経（意志とは無関係に内臓や血管を支配する神経）が乱れるなどして、突然の切迫尿意などの不調が生じることがあります。この現象は、男性より女性に強く現れるといわれています。職場の人に話してトイレの我慢を極力さけてください。睡眠時間を確保する、規則正しい食生活をする、体を動かすなど、ストレスをためない生活習慣も心がけましょう。（関口由紀）

たった2動作！突然の尿意の対処法

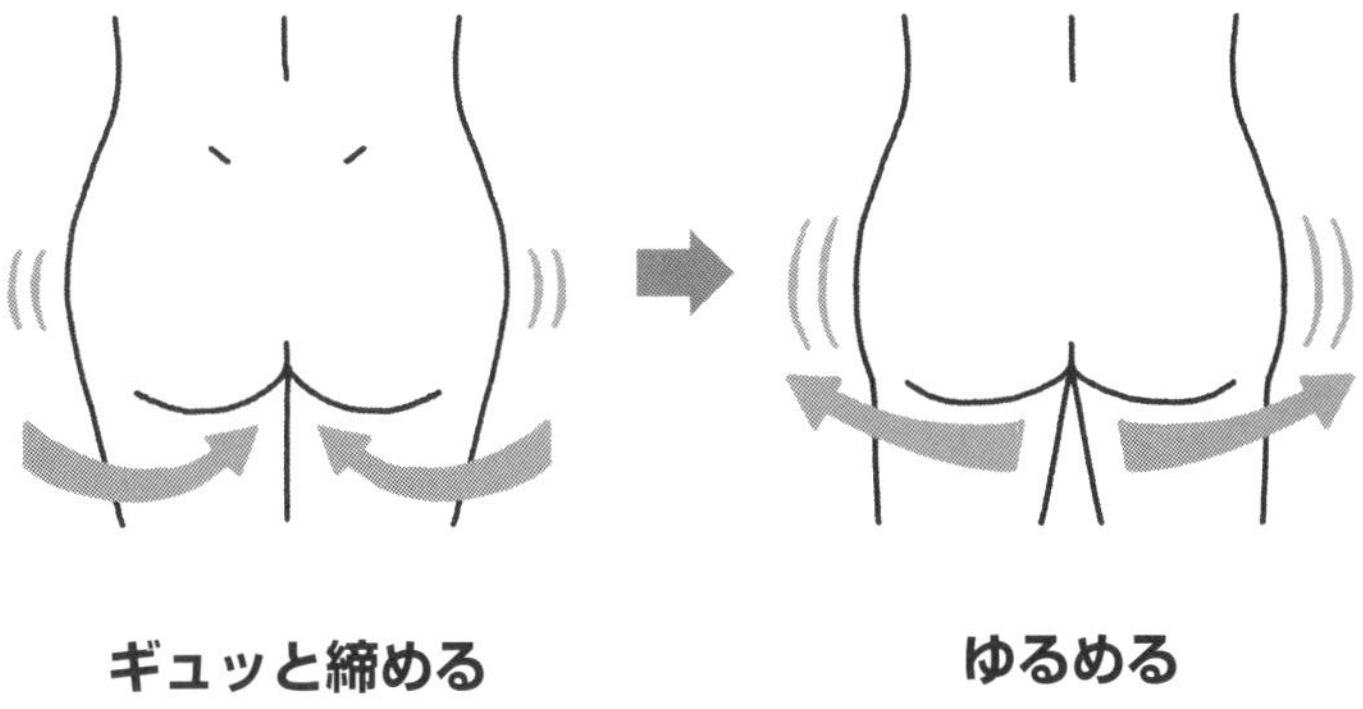

急な尿意に襲われたとき、女性は肛門と腟を、男性は尿道と肛門を５秒間ギュッと締め、次に５秒間ゆるめる。この動作をくり返すと同時に、音楽や車の音など別のことに意識を向ける。

男性

Q 112

男性で排尿後すぐ下着の中でジワッともれる尿もれの防ぎ方を教えてください。

中高年の多くの男性が経験する排尿後尿滴下《にょうてきか》（Q18を参照）は、しっかり出し切ったと思っても、わずかな尿があとからジワッともれ出てくる現象です。多くの場合、下着を汚して不快な思いをします。

このチョイもれを防ぐ自力対策、「ミルキング」と呼ばれるものがあります。排尿後、尿道内に残った尿を、指でしぼり出す方法です。尿もれの根本的な改善にはなりませんが、予防法としては効果があります。

尿が残るのは、陰嚢《いんのう》の裏側あたりにある球部尿道という部位です。ここに人さし指と中指を当て、親指を陰茎《いんけい》の上に添えます。そのまま尿道に沿って指をこするように動かし、尿道内に残った尿をしぼり出します。出てきた尿は、洋服などにつかないようにトイレットペーパーで受けるようにしましょう。

これを排尿後の習慣にすると、気になるチョイもれを防げます。公衆トイレでも個室トイレを利用すれば、まわりの目も気になりません。

なお、外出するときはゆったりめで、ファスナーが大きく開くズボンにすれば、排尿はもちろん、ミルキングもしやすくなるでしょう。

逆にあまりぴったりとしたズボンは、排尿がしづらくなり、尿が尿道に残りがちになるのでおすすめできません。

排尿後尿滴下を根本的に改善するには、骨盤底筋体操（第8章を参照）が有効です。ぜひお試しください。（近藤幸尋）

ミルキングで“チョイもれ”防止

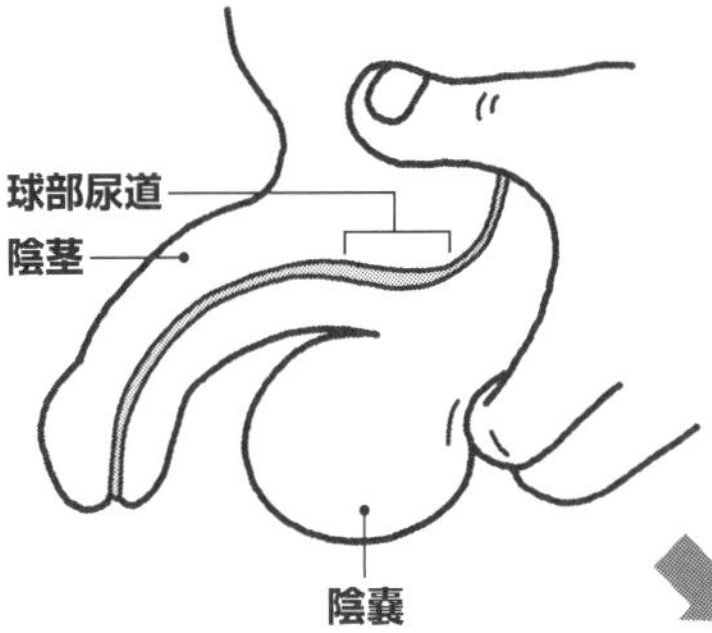

① 陰茎のつけ根部分、陰嚢の裏側あたりに人さし指と中指を当てる。

② 尿道口に向かって、こするように指を移動させて尿をしぼり出す。
尿はトイレットペーパーに受ける。

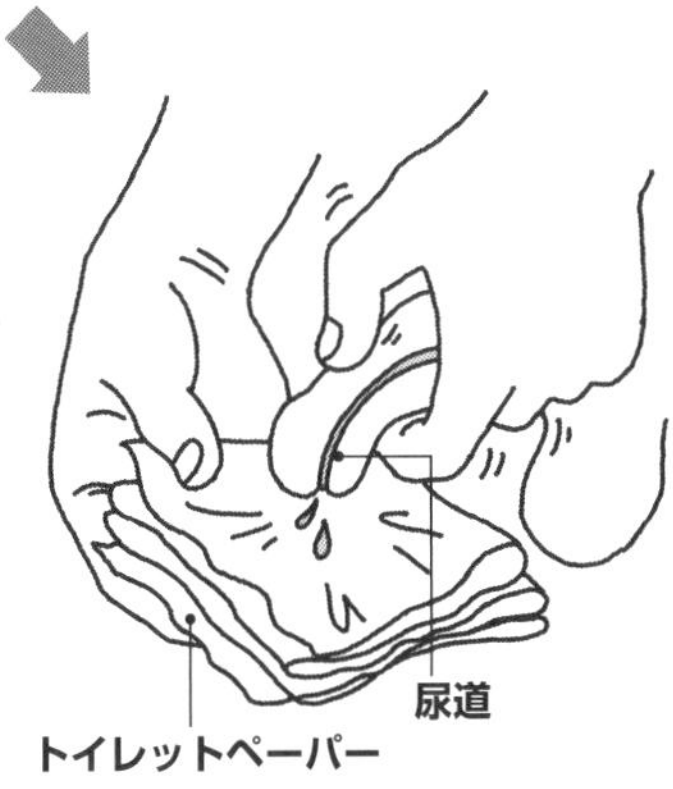

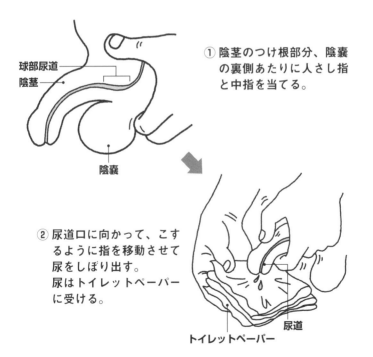

男性

Q113 男性は座って排尿すると、排尿後に少量の尿もれを起こしやすいとは本当？

男性は排尿のさい、立ったまますする場合と、洋式トイレに座ってするときがあります。

公衆トイレでは立ったまますることが多いかと思いますが、自宅では尿はねなどの汚れを気にして、座った姿勢で排尿する男性も増えているようです。

このように座って排尿をしたとき、尿を出し切ったと思って立ち上がると、わずかに尿がもれることがあります。これは立ち上がる動作により、骨盤底筋内の筋力の相関関係が変わることが原因です。

立位と座位、排尿時の二つの姿勢を比べてみると、大腿部《だいたいぶ》（太もも）と上半身の角度に違いがあります。立ったままの排尿姿勢は、体と大腿部がほぼまっすぐです。これは女性に比べて尿道が長い男性の体の構造上、自然な排尿を促す姿勢といえます。

一方、座った姿勢は、上半身に対して大腿部がほぼ直角に曲がった状態です。そこから大腿部を立てて立ち上がると、姿勢の変化で膀胱《ぼうこう》の下あたりの筋力の関係が変わります。こうした刺激を受けることで、尿道に残っていた尿が少量もれ出るのです。

また、座った姿勢では尿道が曲がった状態になるので、尿の流れが悪くなる人や、腹筋にうまく力が入らないために尿が出し切れず、残尿につながる人がいるかもしれません。

残尿が原因で炎症を起こすと、排尿障害や前立腺《ぜんりつせん》肥大症などを招きかねません。残尿感がある人は、ミルキング（Q１１２を参照）を実践してもいいでしょう。

ちなみに、高齢者であれば、座って排尿するほうが転倒のリスクが減るかもしれません。（近藤幸尋）

排尿姿勢による尿もれのリスク

立った排尿姿勢

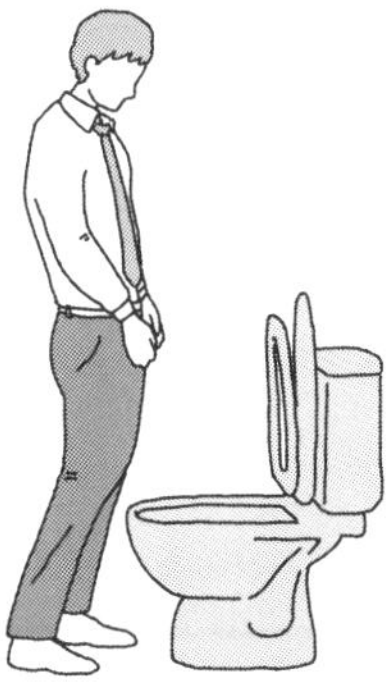

上半身と大腿部がほぼ直線的。排尿後に大きな動作もなく、骨盤底筋が刺激を受けにくい。また、尿道の長い男性が、自然に排尿できる姿勢でもある。

座った排尿姿勢

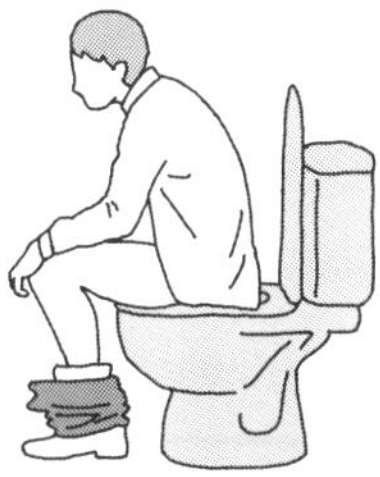

上半身に対して大腿部がほぼ直角。ここから立ち上がると、骨盤底筋内の筋力に変化が起き、その刺激で少量の尿がもれることがある。また、座った姿勢は、残尿になりがち。

Q 114

急な尿もれ予防に吸水パッドを使う人がいますが、逆に安心して悪化しませんか？

尿もれ用パッドを使うことで、尿もれの症状が悪化することはありませんが、逆に改善されることもないでしょう。「一度使ったらやめられなくなる」と不安を抱く人もいますが、そんなことはありません。

理想としては、骨盤底筋体操（第8章を参照）などで尿もれの根本的な改善をめざしながら、外出時などに「もしものときの保険」という意識でパッドを使うスタイルがいいでしょう。大切なのはＱＯＬ（生活の質）を下げないことです。**外出や人に会う機会を控えたりすることのないよう、臨機応変に、上手にパッドを活用することは、前向きな選択といえます。**

現在、尿もれ用パッドは男性用、女性用ともに、機能性に優れたさまざまな製品が市販されています。尿を吸収できる容量も選べるので、自宅用から近所への外出、旅行用まで、ＴＰＯに合わせて、自分に合ったものを使えばいいでしょう。適切な容量のものを選べば、下着の外に尿もれすることはまずありません。

（近藤幸尋）

Q 115 頻尿・尿もれ予防には1日の水分摂取量はどのくらいに抑えるべき？

1日の水分摂取量は、食事に含まれる水分を除いて1000〜1500ミリリットルを目安にしてください。もちろん季節や気候によっては、水分を多めにとる必要が出てきます。生活習慣や1日の運動量でも、水分摂取の適量は変わります。その場合は「体重（キロ）×20〜25ミリリットル」を一つの目安としてください。体重50キロの人なら、1000〜1250ミリリットルが1日の水分摂取の適量となります（食事に含まれる水分を除く）。

ただし、頻尿や尿もれを恐れるあまり、水分の摂取量を極端に少なくするのも問題です。尿が濃くなることで膀胱《ぼうこう》が刺激され、かえって頻尿になることがあります。適切な水分量を守っていれば、尿トラブルにつながる心配はありません。

健康志向の強い現代は、さまざまな健康情報であふれています。「水分をたくさんとって血液をサラサラにする」といった話題もその一つです。体のことを思って実践した人の中には、水分のとりすぎから、夜間頻尿となった例もあります。自身の生活に見合った水分摂取を心がけてください。

（髙橋　悟）

Q 116 アルコールは要注意ですが、特に「このお酒は控えよ」というのはありますか？

飲む量は同じでも、どのような飲み物を選ぶかによって、排尿の回数は大きく変わってきます。特にアルコールには膀胱《ぼうこう》を直接刺激する作用と利尿作用があり、飲むと尿意を感じやすくなるため、頻尿や尿もれに悩む人は、アルコールはなるべく控えめを心がけましょう。

もしも飲む場合は、利尿作用が極力小さいお酒を選びましょう。利尿作用はカリウムの含有量によって変わります。

カリウムの含有量が多いお酒は、ワインやビール、紹興酒《しょうこうしゅ》です。さらに、赤ワインにはアミノ酸（たんぱく質の構成成分）の一種であるチラミンが含まれています。このチラミンには膀胱《ぼうこう》を直接刺激する作用があり、頻尿になりやすいと考えられています。また、炭酸飲料や柑橘《かんきつ》系飲料も膀胱を直接刺激するとされています。このことからも、ビールや缶酎《チユウ》ハイはさけたほうがいいでしょう。

逆にカリウムの含有量の少ないお酒は、日本酒や焼酎、ウイスキー、ブランデーです。ちなみに、日本酒に含まれているカリウム量は、赤ワインや黒ビールの22分の1です。また、ジンやラム、ウオッカにはカリウムは含まれていません。

頻尿や尿もれを防ぐためには、カリウムの含有量が少ないお酒にして、少量をたしなむという心がけが大切です。（関口由紀）

主なアルコールのカリウム含有量

種類	目安量	カリウム量
赤ワイン	100ミリリットル	110ミリグラム
白ワイン	100ミリリットル	60ミリグラム
ビール	200ミリリットル	68ミリグラム
黒ビール	200ミリリットル	110ミリグラム
発泡酒	200ミリリットル	26ミリグラム
紹興酒	50ミリリットル	28ミリグラム
梅酒	50ミリリットル	20ミリグラム
日本酒	1合(180ミリリットル)	9～13ミリグラム
ブランデー	100ミリリットル	微量
ウイスキー	100ミリリットル	微量
ジン	100ミリリットル	0ミリグラム
ラム	100ミリリットル	0ミリグラム
ウォッカ	100ミリリットル	0ミリグラム
甘酒	150ミリリットル	21ミリグラム

出典：日本食品標準成分表2015年版（七訂）から抜粋

Q117 お茶も頻尿や尿もれを招くのはなぜですか？

緑茶にはカフェインが多く含まれています。カフェインには興奮作用や血管の拡張作用と同時に、体外への尿の排出を促す利尿作用があります。さらに、膀胱《ぼうこう》を刺激する働きもあることから、尿意をもよおしやすくなるのです。

お茶の中でも玉露《ぎょくろ》が最もカフェインの含有量が多く、次に煎茶《せんちゃ》、ほうじ茶、玄米茶の順になります。

緑茶のほかにも紅茶やウーロン茶、コーヒーやココア、コーラにもカフェインが多く含まれます。尿のトラブルで悩んでいる人は、これらの飲み物は控えたほうがいいでしょう。

お茶の中でも麦茶や昆布茶、杜仲《とちゅう》茶、ハト麦茶、ソバ茶、黒豆茶、ハーブティーなどはノンカフェインなので、お茶が飲みたい人はこうした種類を選んでください。普段、水分を補給する場合は水や白湯《さゆ》がおすすめです。一度にたくさん飲むのではなく、少量ずつをこまめに飲むようにしましょう。

（髙橋　悟）

Q118 みそ汁も頻尿・尿もれの人は控えるべきですか？

私たちの体内の塩分量は、常に一定に保たれているため塩分量が過剰になると、尿や汗として塩分を体外へ排出しようとします。そうなると尿の量が増え、頻尿や夜間頻尿につながります。また、塩分をとりすぎると水分も多くとりがちになり、その結果トイレが近くなり、尿もれのリスクが高まります。

塩分をとりすぎないためには、塩分を多く含む食品を知り、摂取量を調整することです。塩分が多い食品としてはカップ麺《めん》、梅干しや漬物、タラコなどの塩蔵品、ハムなどがあります。意外なところでは、パンやうどんも塩分多めの食品です。

しょうゆやみそなどの調味料も、塩分濃度が高いので注意が必要です。つまりは質問にあるみそ汁も、頻尿・尿もれに悩む人は要注意。だしをしっかり取ることで、みそを使う分量を少なめに調整するといいでしょう。香りづけ食品やスパイスをうまく使えば、調味料の塩分を抑えられます。

（髙橋　悟）

Q119 トウガラシや柑橘類は控えるべきですか？

食べ物の中には膀胱《ぼうこう》を刺激して、頻尿や尿もれを招きやすくするものがあります。代表的な食べ物としては、トウガラシやワサビ、タバスコ、マスタードなどの辛みが強い香辛料です。また、キムチやサワークリームといった酸味の強い食品のほか、レモンやオレンジ、グレープフルーツなどの柑橘《かんきつ》類も要注意です。

さらに、トマトやタマネギのほか、酢やしょうゆ、みそといった酸味や塩辛さのある調味料も膀胱を刺激するとされます。

特に過活動膀胱（Q28を参照）や膀胱炎（Q40・Q41を参照）の患者さんは、こうした食品を食べすぎないようにして、症状を悪化させないようにしましょう。

ちなみに、健康にいいイメージのある豆類が、意外にも膀胱を刺激することが知られています。

豆類や大豆加工食品に含まれるフェニルアラニンというアミノ酸（たんぱく質の構成成分）には、神経を高ぶらせる作用があり、摂取することで膀胱の粘膜を敏感にします。神経質になる必要はありませんが、枝豆や大豆を加工した納豆や豆乳、きな粉、しょうゆやみそなどは、注意して摂取しましょう。
ちなみに、納豆の場合は、発酵食品に多く含まれるチロシンという成分によっても、膀胱を刺激するとされます。チーズやバナナ、タラコやスジコなどに多く含まれるアミノ酸のチラミンにも膀胱を刺激する働きがあるため、尿トラブルを抱えている人は注意してください。しかし実際には個人差があるので、これらを参考に食べたときの印象で控える食品を決めるといいでしょう。

（髙橋　悟）

尿トラブルのある人が注意したい主な食品

	OK! 膀胱を刺激しにくい食品	ほどほどにorNG! 膀胱を刺激しやすい食品
肉・魚	牛肉、豚肉、鶏肉、 ほとんどの魚介類	ハム・ソーセージ、 スジコ、タラコ
野菜	刺激しやすい野菜以外の ほぼすべての野菜	トマト、タマネギ（生）、モヤシ、 豆腐や納豆などの大豆製品
乳製品	牛乳、クリームチーズ、 モッツァレラチーズ	ヨーグルト、熟成チーズ （ブルーチーズ、チェダーチーズなど）
果物	メロン、マンゴー、 ブルーベリー	レモン、キウイフルーツ、 パパイア、イチゴ
調味料	塩、砂糖、コショウ、 ハーブ類	香辛料、酢、うまみ調味料、 しょうゆ、みそ
飲みもの	水、ノンカフェインのお茶類 （麦茶や杜仲茶など）	緑茶、紅茶、コーヒー、 酸味のあるジュース、ビール

※膀胱を刺激する食品について神経質になりすぎる必要はありませんが、とりすぎないように注意してください。

Q 120
頻尿・尿もれ予防には細身の服はよくないって本当？

頻尿や尿もれの予防と対策には、服装選びも大切です。腹部を締めつけるようなガードルやタイツは、常に腹圧のかかった状態になります。そうすると何かのはずみで、わずかな腹圧がかかるだけでも尿もれしやすくなります。

ジャケットやセーターなどの上着も、タイトなものよりは、ゆったりめのほうがいいでしょう。スカートやパンツもウエスト部分を締めつけすぎないものを選び、少しもれてもわかりづらいよう、濃いめの色を選ぶとよいかもしれません。

全体としてシルエットが細身のものよりは、ゴムやギャザーを多用したゆとりのある服をコーディネートしたいものです。

意外と気づきにくいのですが、靴選びも重要です。フィットしていない靴で足が締めつけられると足や骨盤内の血流が悪くなり、膀胱《ぼうこう》や尿道の機能を低下させることがあります。これが頻尿や尿もれの要因になりかねないのでご留意ください。

（髙橋　悟）

Q121 重い服や、おしゃれだけど薄着は症状が悪化する？

重量のある服を着るとそれだけで体に負荷がかかります。革製や厚い生地のコートを着て肩こりになったり、疲れやすさを感じたりした経験のある人も多いのではないでしょうか。重い服が直接的に膀胱《ぼうこう》や骨盤底筋を傷めるわけではありませんが、間接的には負荷がかかりますし、特に尿トラブルを抱える人にとっては、トイレに急ぐ状況のときにも妨げになります。なるべく軽快な服装を選ぶようにしましょう。

服装を選ぶさいにもう一つ意識したいのが「体を冷やさない服装」です。なぜなら、体を冷やすと頻尿を悪化させる可能性があるためです（Q124を参照）。おしゃれを優先して寒さを我慢することはさけましょう。**特に下腹部の冷えは禁物で、ショーツはおへその上まですっぽり覆うものを着用してください。**

このほか、厚めのソックスで足もとをケアしたり、ひざかけや肩かけをうまく利用したりして、体を冷やさないようにしましょう。

（髙橋　悟）

Q122 冷水や冷たいドアノブで尿意が起こります。防ぎ方はありますか？

冷たい水や冷たい金属製のものに手が触れるだけで尿意を感じるのは、「冷感刺激」に脳が反応しているためです。通常、膀胱《ぼうこう》に尿がある程度たまると尿意が起こりますが、過活動膀胱（Q28を参照）の人は脳が過敏に反応し、「冷たい」という刺激だけで膀胱が勝手に収縮して尿意をもたらすのです。例えば、水が流れる音を聞いただけで尿意を感じてしまうのも、これと似たような現象といえます（Q129を参照）。

この場合、なるべく温水で手を洗ったり、手袋を着用したり、ドアノブカバーをつけたりといった対策がおすすめです。とはいえ、完全に冷感刺激をさけることは難しいので、普段から「膀胱訓練」（Q107を参照）や「骨盤底筋体操」（第8章を参照）を行い、予防に努めましょう。

また、有効な治療薬もあります。膀胱の筋肉をゆるめるβ《ベータ》3作動薬（Q70を参照）や前立腺《ぜんりつせん》肥大症に伴う過活動膀胱の治療に使われるα《アルファ》1遮断薬（Q75を参照）は、冷感刺激で起こる突発的な尿意を高い確率で防ぎます。

（横山　修）

Q123 頻尿・尿もれを防ぐお風呂の入り方があれば教えてください。

頻尿や尿もれは、体の冷えが重大原因になります。そうした冷えからくる尿トラブルの解消には、入浴はとても効果的です。頻尿や尿もれがある人はシャワーで済まさず、湯船に浸かるようにしましょう。しっかり効果を得るためには、深部体温を上げる必要があります。ぬるめのお湯にゆっくり浸かることで心と体がリラックスし、自律神経（意志とは無関係に内臓や血管の働きを支配する神経）のバランスが整う効果も期待できます。

また、寝る直前はさけ、就寝の1～2時間前に入浴しましょう。そうすると、入浴で温まった体温が徐々に下がって眠けが強まっていきます。このタイミングで眠りにつけば、熟睡できて、夜間頻尿の軽減も望めます。

冷え症の人は「足浴」もおすすめです。温めることで自律神経が安定し、不眠や夜間頻尿が改善したとの報告もあります。また、使い捨てカイロで下腹部を温めるだけでも、血行がよくなり尿トラブル改善に役立ちます。

（横山 修）

Q 124

おなかが冷えると頻尿や尿もれが起こる気がしますが、防ぎ方は？

頻尿や尿もれなどの尿トラブルは、体が冷えると起こりやすくなります。特に膀胱《ぼうこう》はおなかの中にあるので、おなかが冷えることで尿トラブルを招くのは当然のことといえるでしょう。防ぐにはおなかをしっかり温めることです。

まずは、温かい食べ物や飲み物を積極的にとり、体を内側から温めましょう。体を温める食材として代表的なショウガやニンニクのほか、ゴボウなどの根菜類やイモ類もおすすめです。次に、**おなかから腰まですっぽり覆うことができる腹巻きやパンツを身につけることで、冷えを防ぐことができます。**特に、通気性や保温性にすぐれた絹の素材がおすすめです。腹巻きやパンツの上にカイロを貼《は》ると、おなかがさらに温まるので、低温やけどには十分注意しつつ、ぜひ試してみてください。ぬるめのお湯で入浴し、体の芯《しん》から温めることも大切です。

日ごろのライフスタイルを見直し、おなかの冷えを防ぎましょう。

（関口由紀）

Q125 太っている人が頻尿や尿もれを防ぐために、やせる目安はありますか？

太っている人は、骨盤底筋が衰えて頻尿や尿もれを招きやすくなります（Q24を参照）。そこで、まず客観的に太っているかどうかを、体重（キロ）÷〈身長（メートル）×身長（メートル）〉の計算式で出すBMI（体格指数）で調べましょう。BMIが25以上の人は肥満といえるので、体重を減らすことで頻尿や尿もれを改善できる可能性があります。

では、どのくらい減量すればいいかといえば、体重5％減を目安にするといいでしょう。なぜなら、一般的に、体重の5～9％の減量で頻尿や尿もれが有意に改善したという報告があるからです。体重60キロの人なら、5％減は3キロになります。このくらいなら、無理なく健康的に減量できるでしょう。

やせ方は、食事制限＋適度な運動が一番です。適度な運動とは、ウォーキングや軽いジョギングといった有酸素運動のことです。ウォーキングなどの有酸素運動は長く続けることで内臓脂肪を燃焼する効果があります。おなかに内臓脂肪がたまると腹圧が高まり、その下にある膀胱《ぼうこう》が圧迫されて尿もれを起こしやすくなるため、尿トラブルを抱えている人は意識的に内臓脂肪を減らす必要があるのです。おすすめは1日20～30分のウォーキングです。わざわざ時間を確保するのが難しい人は、普段の外出でエレベーターやエスカレーターを使わず、階段で上り下りするように習慣づけるだけでも効果的です。

また、内臓脂肪型の肥満は糖尿病や高血圧といった生活習慣病の人に多いとされています。

このような生活習慣病の放置は、尿トラブルを招く重大原因となるので、内臓脂肪太りの人は今すぐダイエットを実践しましょう。

（横山 修）

体重の5%を計算してみよう

今の体重（キロ）×0.05＝減らすべき体重（キロ）

（例）体重が60キロの人の場合

60×0.05＝3（キロ）

BMIを計算してみよう

体重（キロ）÷〈身長（メートル）×身長（メートル）〉＝BMI

（例）身長160センチ、体重68キロの場合

体重68÷〈1.6×1.6〉＝約26.5

BMIが25以上の人は肥満

Q 126 前立腺肥大の予防には筋力アップがいいと聞きましたがおすすめの運動は？

前立腺《ぜんりつせん》の肥大そのものを抑えることはできませんが、筋肉を鍛えることで、前立腺肥大に伴う症状を予防することは可能です。特に尿トラブルについては、多くの場合、**腹部や下半身の筋肉を鍛えることで軽減されます。**

効きめがあるのは「スクワット」のような運動です。スクワットは、太ももの前側（大腿四頭筋《だいたいしとうきん》）と裏側（ハムストリングス）をまんべんなく強化できます。太もも全体の筋力をアップすることで、ゆるみがちな骨盤底筋（Q20を参照）をしっかり支えられるようになり、尿もれ防止につながるのです。

ただし、スクワットは姿勢を間違えると、ひざや腰に負担がかかり、傷めてしまう危険性があるので注意しましょう。また、腰を上げ下げする動きは負荷が大きいので、高齢の人は次のようなもっとらくにできる運動がおすすめです。

一つは、あおむけ寝で足を開閉させる足パカ運動です。この方法なら、寝ながら行えるうえ、体に余計な負担もかかりません。太ももの筋肉だけでなく、同時に腹筋や骨盤底筋も鍛えることができるので一石二鳥といえます。

もう一つは、座ったままできる足上げ運動です。片ひざを曲げたまま上げて数秒間静止したり、片ひざを伸ばして持ち上げて数秒間静止したりします。これも、太ももの筋肉に加え、腹筋や骨盤底筋の強化に効果的です。特に、骨盤底筋は日常生活ではほとんど使わない筋肉なので、これらの運動で日ごろから鍛えておくといいでしょう。（近藤幸尋）

筋力アップにおすすめの運動

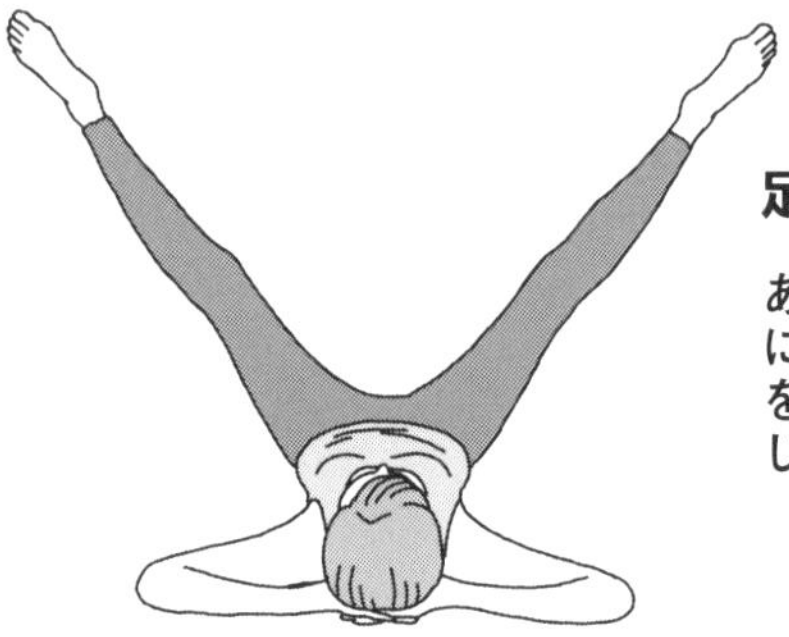

足パカ運動

あおむけ寝になり、両足を天井に向けてまっすぐ上げる。両足を左右に開いて５秒静止し、閉じるを5〜10回くり返す。

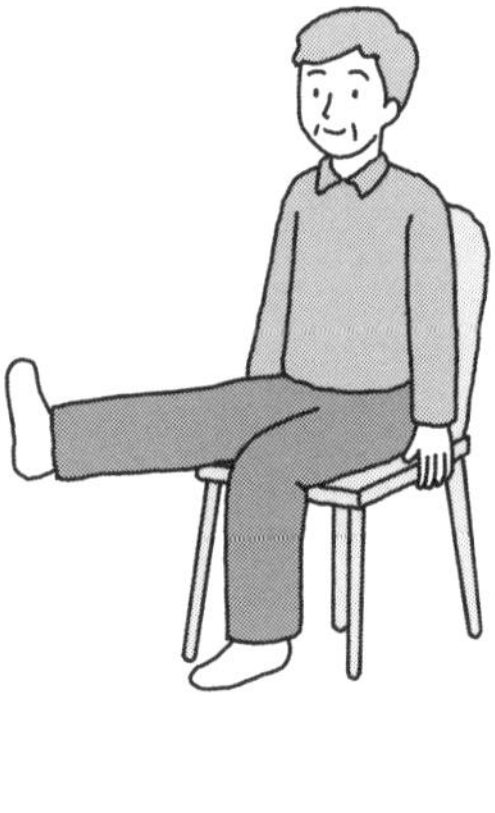

足上げ運動

イスに座って片足のひざを伸ばして足を水平に持ち上げ、3〜5秒我慢しもとに戻る。もう片方の足も同様に行う。

※まず何回かやってみて、少し苦しくなる回数が基準になります。毎日続けながら、少しずつ回数を増やしていくのがおすすめです。

※朝夕など１日に何度か行うのが効果的です。

Q127 青信号の点滅で走る、重い荷物を持つなど急な尿もれを招く動作を教えてください。

腹圧性尿失禁（Q12を参照）は、信号で走る、重い荷物を持つ、ジャンプする、バレーボールやトランポリンなどのスポーツをするなど、強い腹圧がかかる動作で急に起こります。どのような動作でもれるかは人によって異なります。自分で「○○をしたときに尿がもれやすい」と把握していれば、その動作をするときに、あらかじめ骨盤底筋を収縮させるなどの対策を取ることで、尿もれを防ぐことができます。

また、水の音を聞いたり、水をさわったりすることで急に強い尿意を感じ、我慢できずにもれてしまう切迫性尿失禁（Q14を参照）が起こることもあります。強い尿意を感じたときに急いでトイレに行こうとすると、トイレに向かっている間に尿がもれることがあるため、その場で立ち止まり、尿を我慢することに専念してください。そして、尿意が落ち着いてからトイレに向かうことで、尿もれを防げることがあります。

（戸山友香）

Q128 映画館に行ったり座席指定の電車などに乗ったりする場合の注意点はありますか？

映画を観る、長時間電車に乗るなどのとき、頻尿・尿もれの人は〝事前対策〟を練っておくと安心でしょう。

映画を観る前、電車に乗る前には必ずトイレに行き、カフェイン、炭酸飲料、アルコール類を控えること。そして、**トイレの場所を確認し、通路側でドアの近くなど移動しやすい席に座ることです。**予約で座席指定ができる場合は、これらを踏まえて予約すると安心です。通路から離れた内側の席になってしまうと、途中で席を立つことでまわりの人に迷惑をかけたくない、トイレに行きたくなったらどうしようなどという不安から緊張し、かえって膀胱《ぼうこう》が異常収縮してトイレに行きたくなることも少なくないようです。

また、映画館は、季節を問わず寒く感じる傾向にあるので、上映中は上着を脱がないようにする、ブランケットを用意してひざにかけるなど、体を冷やさないよう心がけましょう。

（関口由紀）

Q129 水流音を聞くとおしっこがしたくなりますが、防ぎ方はありますか？

普段から頻尿・尿もれが気になっている人は、シャワーなど水の音を聞いただけで尿意をもよおすこともあります。このような場合、心因性頻尿と過活動膀胱《ぼうこう》（Q28を参照）の可能性があります。心因性頻尿とは、緊張や不安などの心理的な問題が原因となって排尿の回数が多くなる疾患《しっかん》です。女性がなりやすく、小学生から大人まで幅広い年齢層の人が悩んでいます。過活動膀胱の人の多くはいつ突然の尿意に襲われるか不安を感じていて、その不安が心因性頻尿を引き起こし症状を悪化させるのです。

防ぎ方は排尿日誌（Q１０５・Q１０６を参照）を記録して排尿パターンを知りましょう。不安や緊張を感じること、ストレスになっていることはないかを振り返り、原因を整理し、解消することで症状が和らぐこともあります。**尿意が現れるとわかれば、それらの音を聞かないようにしてください。シャワーなど水の音で**を弱めて音を小さくする努力も有効でしょう。重い心因性頻尿の治療はまず泌《ひ》尿器《にょうき》科で開始し、必要に応じて心療内科や精神科などと協力して行います。

（関口由紀）

頻尿・尿もれ
泌尿器科の名医が教える
最高の治し方大全

2020年11月25日　第1刷発行
2024年1月5日　第7刷発行

編集人　田代恵介
シリーズ統括　石井弘行　飯塚晃敏
編集　わかさ出版
編集協力　オフィスアビ／今井綾子　矢ヶ部鈴香　伊藤久美子
児玉光彦　菅原夏子　長島ともこ
装丁　下村成子
DTP　田中草樹
イラスト　田中草樹
発行人　山本周嗣
発行所　株式会社文響社
〒105-0001
東京都港区虎ノ門2丁目2-5　共同通信会館9階
ホームページ　https://bunkyosha.com
お問い合わせ　info@bunkyosha.com
印刷・製本　中央精版印刷株式会社

ISBN 978-4-86651-311-9

本書は専門家の監修のもと安全性に配慮して編集していますが、本書の内容を実践して万が一体調が悪化する場合は、すぐに中止して医師にご相談ください。また、疾患の状態には個人差があり、本書の内容がすべての人に当てはまるわけではないことをご承知おきのうえご覧ください。